含章⑪❤
新实用

阅读图文之美 / 优享健康生活

防癌抗癌
这样吃

生活新实用编辑部　编著

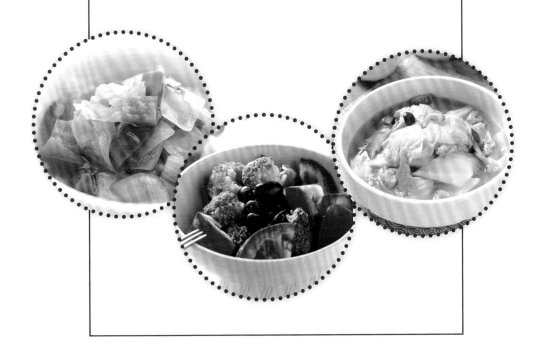

江苏凤凰科学技术出版社·南京

图书在版编目（CIP）数据

防癌抗癌这样吃 / 生活新实用编辑部编著. — 南京：
江苏凤凰科学技术出版社, 2022.9
ISBN 978-7-5713-2573-2

Ⅰ.①防… Ⅱ.①生… Ⅲ.①癌—食物疗法 Ⅳ.
①R247.1

中国版本图书馆CIP数据核字(2021)第250492号

防癌抗癌这样吃

编　　　　著	生活新实用编辑部
责 任 编 辑	汤景清
责 任 校 对	仲　敏
责 任 监 制	方　晨

出 版 发 行	江苏凤凰科学技术出版社
出版社地址	南京市湖南路 1 号 A 楼，邮编：210009
出版社网址	http://www.pspress.cn
印　　　　刷	天津丰富彩艺印刷有限公司

开　　　　本	718 mm × 1 000 mm　1/16
印　　　　张	12.5
插　　　　页	1
字　　　　数	270 000
版　　　　次	2022 年 9 月第 1 版
印　　　　次	2022 年 9 月第 1 次印刷

| 标 准 书 号 | ISBN 978-7-5713-2573-2 |
| 定　　　　价 | 48.00 元 |

前言

防癌行动，从饮食出发

癌症已成为严重威胁中国国民健康的公共卫生问题之一。2021年2月，世界卫生组织（WHO，简称"世卫组织"）的癌症专家安德烈·伊尔巴维表示，2020年，全球有1930万人确诊癌症，1000万人死于癌症。目前，全球约1/5的人会在一生中罹患癌症。乳腺癌已成为全球发病人数最多的癌症，在新增癌症人数中占11.7%，其次是肺癌、结直肠癌。此外，每年约有40万名儿童确诊癌症。

虽然癌症的发病率很高，但是根据世卫组织的研究报告显示，全球每年会新诊断出大约1000万癌症患者，其中1/3能事先预防，1/3能早期发现并得到有效控制。

世界癌症研究基金会与美国国家癌症研究所曾经在《食物、营养及癌的预防——全球性的发展》报告中指出，全球有40%的癌症病例与饮食的选择有直接关系，同时，在众多致癌的外部因素中，饮食因素占了1/3，让人不得不重新审视自己每日的菜单究竟吃得健不健康，究竟如何吃才能较好地防癌。这些都是很难回答的问题，但是有一些适当的饮食选择原则可以遵循。防癌饮食最重要的原则就是要避免接触可能的致癌物质，少吃高脂肪食物，多吃富含纤维素的蔬菜、水果，通过加速排泄致癌物质来达到防癌的目的。

基于以上原因，我们编写了《防癌抗癌这样吃》。本书中搜集了九大类、近80种随处可见的具有防癌作用的食材，对每种食材的营养成分、防癌原理、食用功效、食用方法、饮食宜忌等进行了详细的介绍；并在此基础上针对每种食材提供了简单的食谱，由专业的营养师分析菜肴的防癌作用及菜肴的营养价值。可以说，这是一本实用性很强的生活类书籍。

通过阅读本书，您可以清楚地了解并轻松地挑选出更利于防癌的优质食材，从而烹调出健康的美味佳肴。只有将防癌食谱落实在日常饮食中，才可以大大降低罹患癌症的概率，吃出健康好身体。

防癌抗癌明星食材

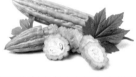

芦笋

芦笋中的维生素A、维生素C、维生素E及氨基酸等都有一定的防癌抗癌的作用；芦笋中的叶酸及核酸具有抑制癌细胞生长繁殖的作用。

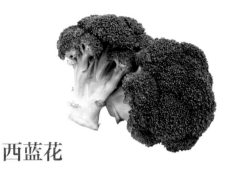

西蓝花

西蓝花含有抗癌物质吲哚，可减少雌激素对人体的影响，对与雌激素相关的乳腺癌、子宫内膜癌具有预防的作用。

苦瓜

苦瓜能促进有毒物质或致癌物质的排出，从而降低癌症的发病率。苦瓜含有多种氨基酸及矿物质，可增强人体免疫力、活化T淋巴细胞和"杀手"细胞，增强抑制肿瘤生长的能力。

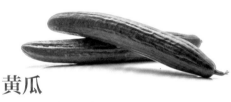

黄瓜

黄瓜蒂头的苦味成分为葫芦素，具有明显的抗癌作用。黄瓜中的维生素E可促进细胞分裂；其中的钾具有利尿功效，使人体不易形成脂肪，对肥胖、心脏病、乳腺癌等都有预防作用。

西红柿

西红柿中的番茄红素具有抗氧化作用，可清除导致人体衰老和疾病的自由基，还可预防心血管疾病，有效降低癌症发病率。

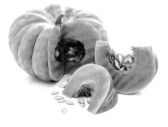

南瓜

南瓜中β-胡萝卜素的含量为瓜类之冠，β-胡萝卜素具有抗氧化作用，且可抑制癌细胞的生长繁殖。南瓜中的锌含量很高，能促进人体核酸与蛋白质的合成，可以预防前列腺增生或癌症。

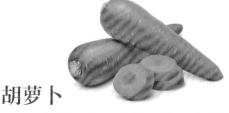

胡萝卜

胡萝卜含有大量木质素，能提高人体内巨噬细胞吞噬癌细胞的能力，具有防癌作用。

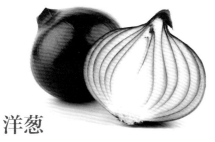

洋葱

　　洋葱中的槲皮素是多酚的一种，能对抗自由基，直接抑制癌细胞活性，并能降低致癌因子及促癌因子的作用。洋葱中的微量元素硒可提高人体的抗氧化力，还可以拮抗重金属致癌物质，如铅、镉、汞等，从而降低癌症的发病率。

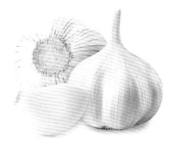

大蒜

　　大蒜含有丰富的硒，可抑制人体内亚硝胺的合成，延缓细胞衰老，增强免疫力，抑制癌细胞的生长。大蒜中的蒜素能增强巨噬细胞的功能，破坏癌细胞的染色体，改善人体免疫功能。

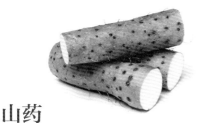

山药

　　山药所含的薯蓣皂苷元除了可预防因化学物质引起的肺癌，还可预防因亚硝酸盐引起的癌变现象。山药中的薯蓣多糖体可增加"自然杀手"细胞及T淋巴细胞的活性，活化巨噬细胞产生干扰素，增强人体的免疫力，从而抑制癌细胞的生长繁殖。

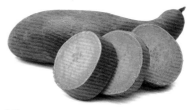

红薯

　　红薯所含的脱氧异雌固醇是一种雌性激素，可预防乳腺癌与结肠癌；红薯所含的神经节苷脂可影响癌细胞的凋亡。

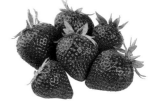

草莓

　　草莓中的果胶和泛酸协同作用，能帮助人体分解脂肪、促进胆固醇排泄，更能促进肠道蠕动，促使排便顺畅，使致癌物质不易附着而排出体外。

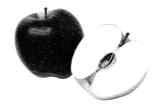

苹果

　　苹果含有多种抗氧化成分，如维生素C、维生素E、β-胡萝卜素、番茄红素等，可减轻细胞的活性氧化，进而预防癌症。

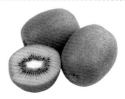

猕猴桃

　　猕猴桃含有丰富的维生素C，可增强人体免疫力，阻断致癌因子亚硝胺的生成；还可防止活性氧和致癌物质伤害人体的基因，并可预防胃癌、食管癌、肝癌及直肠癌等。

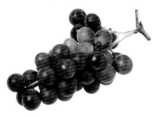

葡萄

葡萄皮内含有白藜芦醇，可抑制癌细胞的生长，还可诱导癌细胞凋亡；葡萄中所含的原花青素为强力抗氧化剂，能阻止胆固醇堆积在动脉血管壁，使血液循环顺畅，减少正常细胞的氧化性伤害。

银耳

银耳中的银耳多糖可调节低密度脂蛋白的含量，具有抗炎作用；也可促进脾巨噬细胞的活性，诱导人体产生能导致癌细胞坏死的因子，有抗癌的作用。

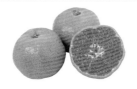

橘子

橘子含有柠檬苦素，尤其是橘皮部分。柠檬苦素是使橘子味道苦涩的原因，但它具有很强的防癌活性，它有助于增强人体免疫力，并能增强人体内解毒酶的活性，将致癌物质排出体外。

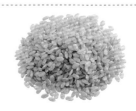

糙米

糙米含有与胆固醇代谢有关的特殊成分——β-谷甾醇及植酸，可和有毒的重金属，如汞、铅、镉等结合，随粪便一起排出体外，降低癌症的发病率。

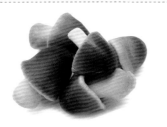

草菇

草菇含有一种异构蛋白，能够抑制癌细胞的生长，改善人的体质，增强人体免疫力，是极佳的抗癌食物。

紫米

紫米富含花青素，具有很好的抗氧化作用。研究发现，花青素不会对一般细胞造成损害；还可维持血管弹性、清除血中胆固醇、抑制血小板凝集；还具有抗菌、增强免疫力、抑制癌细胞生长的功效，可延缓衰老。

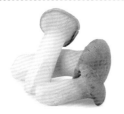

杏鲍菇

杏鲍菇中的多糖体可抑制癌细胞生长、活化T淋巴细胞，强化人体免疫防御机制，减少人体内自由基的产生，有效防癌抗癌。

茶

茶所含的茶多酚可抑制癌细胞生长，还可抑制血管生成因子的活性，使肿瘤无法进行新生血管过程，使癌细胞不易转移；茶中的茶多酚可降低亚硝酸盐与氨基酸的结合，减少致癌物亚硝胺的生成。

目录

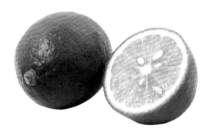

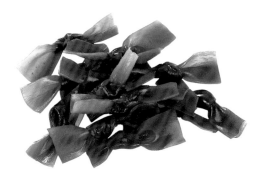
备注：1杯（固体）＝250克　　　1杯（液体）＝250毫升　　　1大匙（固体）＝15克

　　　1大匙（液体）＝15毫升　　　1小匙（固体）＝5克　　　1小匙（液体）＝5毫升

第一章
防癌饮食的三大关键

人的一身病痛通常是"吃"出来的。

改变不良的饮食习惯，

才是远离癌症的关键。

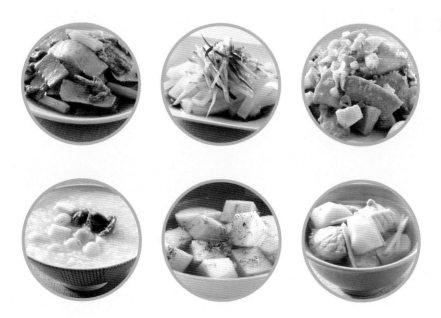

多吃蔬菜、水果

多吃蔬果可增强免疫力，还可美颜减肥

癌症居我国居民十大死因首位，虽然与我国逐渐老龄化的社会结构有关，但也反映出了社会饮食的变迁——大量肉食、高热量食物，脂肪摄入过多，膳食纤维摄入不足，等等。

每日 5 份蔬果有益防癌

从近年来我国癌症发病率及死亡率的数据分析，可以明显看出饮食及生活变迁与癌症的关系。例如，乳腺癌、直肠癌、胆囊癌、子宫内膜癌、胰腺癌、前列腺癌等发病率的提高，被认为与过量摄取脂肪及饮食西化有关。

医学研究已证实，植物性的化学成分（即植化素）通过多重的生物效应，可抑制细胞变异，具有防癌抗癌的作用。因此，最好的防癌方法就是多吃蔬果。

大家要养成每日至少吃 5 份新鲜蔬果的习惯，树立饮食防癌的观念。

蔬果的六大防癌作用

我们常说，要想预防癌症，就要多吃蔬果，究竟蔬果是如何达到防癌作用的？下面归纳其六大食疗作用。

1. 增强人体免疫力

植物中所含的多糖体可以强化人体中 T 淋巴细胞和巨噬细胞的活性与功能，还可协助人体产生不同的干扰素，促进淋巴系统产生抗体，从而有效地抑制癌细胞的生长繁殖。

2. 抑制细胞癌变

蔬果的生物效应可起到抗氧化、清除自由基的作用，从而抑制正常细胞癌变，保护正常细胞。

什么是植化素？

植化素是植物性的化学成分，存在于天然蔬菜、水果、谷物中。这些独特的营养成分是人体无法自然合成的，如番茄红素、异黄酮、儿茶素等，人们需通过摄食特定植物性食材才可获得。许多植化素具有防癌作用（见下表）。

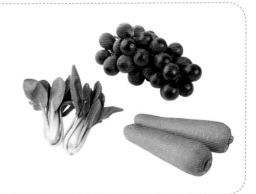

3. 抗氧化、抗老化的作用

蔬果中的抗氧化成分可抑制人体内的自由基，有助于减少癌细胞的形成，还具有抗老化的作用。

4. 阻断癌细胞增生

细胞生长需要生长激素，植化素可阻断人体对癌细胞提供生长激素，进而抑制癌细胞分裂，致使癌细胞萎缩、死亡。

5. 拮抗作用

蔬果中的植物雌激素，如大豆异黄酮，可阻止过多激素对人体细胞的作用，进而避免乳腺癌、宫颈癌的发生。

6. 减少肠道致癌物堆积

大多数蔬果都含有丰富的纤维素，其中膳食纤维因具有不易被人体消化吸收的特性，对于减少肠道致癌物堆积特别有帮助。

蔬果中含有哪些防癌植化素？

蔬果中的化学成分	防癌作用	主要蔬果来源
吲哚	增强免疫力，提高抗氧化作用，增强酶的活性	上海青、圆白菜、西蓝花等十字花科蔬菜
异黄酮类	清除人体内的自由基，提高抗氧化功能	大豆，豆制品
异硫氰酸盐	激活人体内酶的活性，从而有效解毒，抑制异常细胞增生，预防前列腺癌、膀胱癌	山葵、西蓝花、圆白菜、上海青等十字花科蔬菜
酚酸	抗氧化、抗炎，调节胆固醇、预防心血管疾病	西红柿，柑橘类水果，胡萝卜，全谷类，坚果类
多酚类	抗氧化、抗过敏，保护心血管健康，抑制炎症	绿茶，葡萄，葡萄酒
皂苷类	杀菌、抗癌，预防便秘，促进人体内的致癌物质代谢	黄豆、红豆等豆类或豆荚类
松油烯类	抗氧化，抑制癌细胞扩散	樱桃、柳橙、葡萄柚、柠檬等柑橘类水果（主要在果皮中）
硫化丙烯	抗菌、调节血脂、促进血液循环	韭菜、洋葱、葱、大蒜

正确烹调，清淡少油

正确的烹调方式是防癌饮食的最后把关

在厨房中，除了多选高纤、低脂食物，正确的烹调方式也是避免致癌物质入口的一大关键。

六大防癌烹调法

正确的烹调方式，才能让食物发挥最好的食疗效果。请掌握以下六大防癌烹调原则。

1. 清蒸、水煮、凉拌

以清蒸、水煮、凉拌等方式烹煮食物，温度较为稳定，食物不容易烧焦，不仅能保留食物的原汁原味，更有助于实现少油，以及避免油炸、火烤产生致癌物质。采取水煮时，煮沸的水应多加热 5~10 分钟，以除去自来水中所含的三氯甲烷。

2. 注意食材的存放

依食材特质将其存放在冰箱不同的温度空间，蔬果与生肉分开存放，才不易变质或滋生细菌。

3. 创造良好的烹调环境

保持油烟机功能良好、厨房通风，以减少烹饪过程中产生的油烟及致癌物质；拒绝使用来路不明或质量不良的锅铲，以避免高温下产生致癌物质。

4. 减少加工及添加物

人们应尽量遵循健康、少加工的烹调原则，并减少油、盐等添加物的使用，减轻致癌物质对人体的伤害。

六大防癌烹调法

烹饪秘诀	防癌作用
1. 清蒸、水煮、凉拌	保留食物原汁原味，符合低脂、低热量的烹调原则
2. 注意食材的存放	蔬果与生肉分开存放，食物才不易变质或滋生细菌
3. 创造良好的烹调环境	厨房通风可减少烹调过程中产生的油烟及致癌物质
4. 减少加工及添加物	减少油、盐等添加物，让自己免于致癌物质的侵害
5. 减少油类的使用	以高纤、低盐、低油脂、低热量作为饮食准则
6. 火候适中、不烧焦	烧焦的部分含有致癌物质，炒菜时温度不宜过高

5. 减少油类的使用

以高纤、低盐、低油脂、低热量作为饮食原则，避免油炸或油煎的烹调方式。

6. 火候适中、不烧焦

避免菜被烧焦情况的发生，被烧焦的部分可能含有大量致癌物质。炒菜时，注意温度不宜太高，适时调整火力，可以让菜色更鲜美，也能降低烧焦概率。

外食族如何防癌

无法亲自下厨者，应该如何防癌？

在肉多蔬果少、用餐不定时，以及菜的油脂高、盐分高、热量高的情况下，外食族该如何选择健康的餐点呢？

市面上的便当、小吃，通常过于油腻、过咸，专家建议外食族应把握"三低一高"的饮食原则，即低油、低盐、低糖、高纤维。

在选择吃什么时，外食族要将菜肴的烹调方式、食材考虑在内，且不要经常选择同一家店进食，饮食力求多元化。

1. 低油

多选择清蒸、水煮、凉拌、清炖、卤的烹饪方式，如蒸蛋、白切鸡、蒸豆腐、蒸鱼等；少选择炒、煎、炸的食物，如炸鸡腿、煎猪排、炒饭等。吃肉类时最好去除肥油与外皮，避免摄取过多脂肪。

2. 低盐

避免食用加工、腌渍或烟熏食物，如腌萝卜、咸鱼、香肠、榨菜等。改掉以卤汁拌饭的饮食习惯，避免摄入高热量或高钠的调味酱料，如辣椒油、沙茶酱等。

3. 低糖

平时少吃蔗糖、果糖和葡萄糖含量高的食物，如蛋糕、糖果等。尽量少喝碳酸饮料、调味奶品类含糖饮品，最好以白开水、淡茶代替这些饮品。

4. 高纤维

多摄取高纤维的食物，如全谷类、未加工的豆类、新鲜蔬菜及新鲜水果。

此外，详细了解食物的成分对身体有没有营养价值，这不仅是健康饮食的第一步，也是避免摄取过量脂肪、营养不均衡的好方法。

吃得越简单，越健康

可以从食物中摄取的各种营养成分，包括维生素、矿物质、抗氧化物、异黄酮类、植化素、胡萝卜素等，都被认为具有防癌功效。但是有的营养成分具有不耐高温的特性，有的营养成分易溶于水，若食物经过多重加工过程，就会导致营养成分流失。

以最简单的清蒸、氽烫、水煮或凉拌方式烹调食物，不仅方便，还能达到较好的防癌食疗效果。

均衡营养，控制体重

营养过剩，可能致癌，热量、脂肪、蛋白质的摄入勿过量

"民以食为天"，但也可能"食害民得病"！世界卫生组织（WHO）相关报告指出：癌症患者中约有 1/3 与饮食不均衡或不卫生有关，控制饮食可降低 30%～60% 的患癌率。研究也证实，均衡的营养有助于增强免疫功能，增强抗癌的"杀手"细胞、T 淋巴细胞、巨噬细胞等细胞的功能。

营养过剩对健康也有害

研究已发现，众多营养成分具有防癌作用，如维生素 C、维生素 E、胡萝卜素、多酚类、异黄酮类、多糖体等。若血液中的 β-胡萝卜素和类胡萝卜素偏低，可能会使肺癌、消化道癌的发病率升高，所以适量补充维生素是必需的。

摄入过量的营养成分也是不健康的行为，营养过剩反而容易给致癌物可乘之机。热量摄入过多，会让女性面临子宫内膜癌、男性面临胆囊癌的威胁；脂肪及糖类摄入过多，经肠道微生物作用后，容易在人体内形成致癌物。

肉类中的蛋白质经碳烤或长时间炖煮后会变性，会使食物产生致癌物质；长期摄入过量动物性蛋白质，罹患大肠癌的概率会增加。

摄入过量的砷、镉、镍，也会提高患癌率；一般食品使用的人工甜味剂、添加物，如色素、抗氧化剂、安定剂、黄樟素等，都是伤肝的化学添加物，应多加注意。

检查你的饮食危险指数

请回答以下问题，符合的情况越多，表示饮食危险指数越高，变成胖子甚至患癌率会比一般健康饮食者要高。

☐ 经常外食，常吃快餐吗？

☐ 偏好肉食，经常吃大鱼大肉吗？

☐ 爱吃盐酥鸡、香鸡排等油炸类食品吗？

☐ 不常也不爱吃新鲜蔬菜、水果吗？

☐ 特别偏爱烤肉或烤焦的食物吗？

☐ 爱吃腌制食品，如香肠、腊肉吗？

☐ 喜欢喝很烫的汤品、饮料吗？

☐ 平常饮食过咸、过油吗？

☐ 总是吃某种食物，饮食不均衡吗？

☐ 食物发霉也照样吃吗？

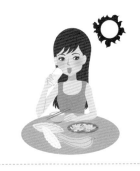

体重决定你的健康吗

医学研究显示，癌症的发生和肥胖大有关系。研究报告中明确指出，肥胖与罹患食管癌、胰腺癌、大肠癌、乳腺癌、子宫内膜癌及肾癌等的概率增加有关。

还有研究显示，当 BMI（身体质量指数）超过标准值后，男性罹患食管癌的概率会增加 52%、罹患甲状腺癌的概率会增加 33%、罹患大肠癌及肾癌的概率会增加 24%；女性罹患子宫内膜癌与胆囊癌的概率会增加 59%、罹患食管癌的概率会增加 51%、罹患肾癌的概率会增加 34%。

如何判断是否肥胖

BMI 是目前国际上自我衡量体重及身高比例是否在健康范围的计算方式。若 BMI 体脂率为 18.5 ~ 24.9，就属于健康。

检测肥胖的另一指标是体脂率，体脂率可以借助专业仪器检测得知。一般来说，男性 30 岁以前，理想的体脂率应为 14% ~ 20%；30 岁以后，最好控制在 17% ~ 23%。女性 30 岁以前应为 17% ~ 24%；30 岁以后应为 20% ~ 27%。这是依据两性不同的生理结构及生育情况，制定的理想体脂率范围。

体重过重或脂肪过多，对人体的影响不只是引发癌症，还包括心血管疾病、糖尿病、骨性关节炎、尿酸过高等，所以千万不要轻视体重的管理。

如何控制体重

肥胖最根本的原因在于热量过剩，因此想要控制体重，控制热量是最关键的因素。

维持人体功能正常运作所需的最低热量是基因决定的，这就是为何有人容易胖、有人却天生瘦。每个人的基础代谢率不同，但是基础代谢率会随年龄、生活习惯而有所改变。

想要维持较高的基础代谢率，规律而持续的运动是不二法门。因此想要控制体重，就要运动起来。此外，热量的摄入来自食物，每人每日所需的热量，可用下面的公式计算出来。

男性每天所需热量（千卡）= 体重（千克）×24×1。

女性每天所需热量（千卡）= 体重（千克）×24×0.9。

饮食均衡、不摄取过多的热量，自然能轻松地控制体重，远离肥胖。

肥胖者较易得哪些疾病？

已有研究文献显示，体重过重、体脂率过高的人，罹患食管癌、胰腺癌、大肠癌、乳腺癌、子宫内膜癌和肾癌等癌症的风险较正常体重和理想体脂率者高。

此外，心血管疾病、糖尿病、骨性关节炎、尿酸过高等问题，都和体重过重、体脂率过高脱不了关系。

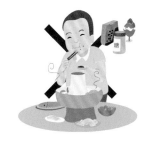

防癌饮食的原则

饮食是人类从自然界摄入营养物质的主要方式，是人类每日必不可少的行为。正确、合理的饮食方法可以有效预防癌症。

1. 食物多样化

注意食物的多样化，以植物性食物为主，且应占每餐摄入量的 2/3 以上。植物性食物包含新鲜的蔬菜、水果、豆类和粗粮等。

2. 多吃淀粉类食物

每天吃 600 ~ 800 克各种谷类、豆类、植物根茎类食物，而且要尽量少加工，并限制精制糖的摄入。食物中的淀粉有预防结肠癌和直肠癌的作用；高纤维饮食在一定程度上对结肠癌、直肠癌、乳腺癌、胰腺癌的预防有帮助。

3. 多吃蔬菜、水果

每天坚持吃 400 ~800 克各种蔬菜、水果，可使患癌的概率下降 20%；每天要吃 5 种或 5 种以上蔬菜和水果。

4. 不吃或少吃烧焦的食物

（1）烧烤食物：烤牛肉、烤羊肉、烤羊肉串、烤鸭、烤鹅、烤乳猪等，因含有致癌物，不宜多吃。

（2）熏制食品：熏肉、熏鱼、熏肝、熏蛋、熏豆腐干等含苯并芘致癌物，经常食用易导致食管癌和胃癌。

（3）油炸食品：食物若煎炸过焦，会产生致癌物质多环芳烃。如油煎饼、臭豆腐、油条等，制作时大多数使用重复多次的油，这种油高温下会产生致癌物。

5. 不吃或少吃腌制食品

咸鱼产生的二甲基亚硝酸盐会在人体内转化为致癌物质二甲基亚硝酸胺。虾酱、咸蛋、咸菜、腊肠、火腿、熏肉等同样含有致癌物质，应尽量少吃。

6. 不吃霉变食品

米、麦、豆、玉米、花生等食品易受潮霉变，被霉菌污染后产生致癌毒素黄曲霉菌素。

7. 不喝反复烧开的水

反复烧开的水含亚硝酸盐，亚硝酸盐进入人体后会生成致癌物质亚硝酸胺。

8. 不吃隔夜的熟白菜和酸菜

隔夜的熟白菜和酸菜产生的亚硝酸盐会在人体内转化为致癌物质亚硝酸胺。

9. 减少红肉的摄入量

红肉的每日摄入量应少于 90 克，摄入过多的红肉会增加结肠癌和直肠癌的罹患率。同时，要限制高脂饮食，特别是动物脂肪的摄入，应选择恰当的植物油（如橄榄油等）。

10. 控制饮酒量

如果饮酒，每天应不超过一杯（相当于 250 毫升啤酒、100 毫升红酒或 25 毫升白酒），经常饮酒会增加患口腔癌、咽喉癌、食管癌等癌症的概率。

11. 不提倡抽烟

据统计，有 1/3 的癌症与抽烟有关，抽烟导致的癌症不仅有肺癌，食管癌、胃癌、膀胱癌等也与抽烟有关。

12. 注意农药残留

生吃瓜果蔬菜对身体有好处，但目前不少蔬菜、水果上的农药残留比较多，要认真清洗，注意农药残留。

第二章
高纤蔬菜类防癌食材

　　根据流行病学、动物学及临床实验结果，研究人员发现，纤维素与癌症之间有密切的关联，平常多摄取高纤蔬菜，不仅能预防大肠直肠癌、食管癌、胃癌，也可降低前列腺癌、乳腺癌、子宫内膜癌及卵巢癌的罹患率。

　　新鲜蔬菜不仅含有多种植化素，还含有丰富的纤维素，植化素有助于预防癌症，纤维素则有利于肠道蠕动，可使排便顺畅，进而将体内有毒的致癌物质排出体外，减少体内毒素的堆积。新鲜蔬菜方便易得、经济实惠，且烹调方式多样，可帮助大家达到最佳的防癌功效！

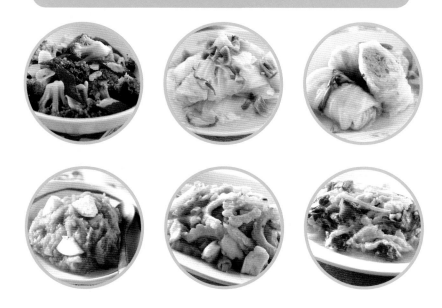

英文名：Broccoli　　别名：美国花菜、青花菜　　提示：抗癌、抗氧化，预防便秘

西蓝花

性味
性平，味甘

西蓝花的营养成分表
（以100g为例）

维生素A	13微克
维生素C	56毫克
维生素E	0.76毫克
烟酸	0.73毫克
钙	50毫克
钾	179毫克
磷	61毫克
钠	46.7毫克
镁	22毫克

不适用者
- 凝血功能异常者
- 肾功能不全者
- 胃肠功能不佳者

适用者
- 容易上火者
- 便秘者
- 近视者
- 免疫力较差者
- 容易感冒者
- 某些癌症患者

防癌有效成分
- 吲哚
- 萝卜硫素

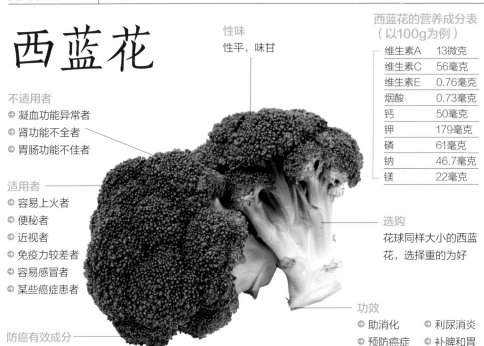

选购
花球同样大小的西蓝花，选择重的为好

功效
- 助消化
- 利尿消炎
- 预防癌症
- 补脾和胃

防癌原理

① 西蓝花内含有抗癌物质吲哚，可有效抑制雌激素对人体的影响，对于与雌激素相关的乳腺癌、子宫内膜癌等具有预防作用。

② 西蓝花特有的营养成分可在人体内转化成萝卜硫素，对抗幽门螺杆菌非常有效，因此可有效预防消化性溃疡和胃癌。

食用效果

① 西蓝花中的化学成分有助于调节肝脏中酶的活动，抑制致癌物质活化，还有助于肝脏分解毒素、外来激素等致癌物质。

② 中医认为，西蓝花具有止咳、清热、明目、利尿、助消化、止溃疡、调节血压等功效。

③ 西蓝花富含维生素 C，不仅可抗氧化，还可保持皮肤弹性、美白肌肤。

烹饪指导

西蓝花富含维生素 C，快炒可避免维生素 C 被破坏，防止营养流失。食用炒西蓝花是摄取维生素 C 的方式之一。

饮食宜忌

① 西蓝花的含钾量较高，肾功能不全者不宜多食，凝血功能异常者不宜多吃。

② 西蓝花含有人体无法分解的寡糖类，易使肠道产生大量气体。胃肠功能不佳者不宜生吃西蓝花，最好煮熟再吃。

③ 容易上火者、便秘者、近视者适合吃西蓝花；免疫力较差及容易感冒者可常吃西蓝花；大肠癌、乳腺癌、膀胱癌患者宜多食用。

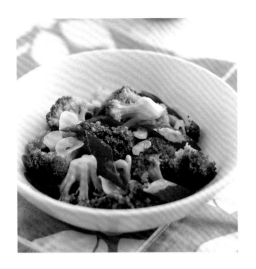

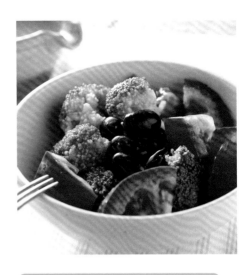

抗氧化 + 预防肿瘤

味噌拌西蓝花

材料:

西蓝花 500 克,红甜椒片 50 克

- 热量 350.9 千卡
- 糖类 33.9 克
- 蛋白质 25.2 克
- 脂肪 17.1 克
- 膳食纤维 15 克

调味料:

橄榄油 2 小匙,白芝麻 10 克,味噌酱、柚子醋(亦可以柠檬汁代替)10 毫升,大蒜末 10 克,白糖 3 克

做法:

1. 将西蓝花洗净,切块,放入沸水中汆烫 3 ~ 5 分钟,加橄榄油以保持西蓝花的青翠。

2. 起锅后与红甜椒片装盘;将味噌酱、柚子醋(或柠檬汁)、白糖、大蒜末搅拌均匀,淋在烫熟的西蓝花上,撒上白芝麻即可。

功效解读

西蓝花含有 β - 胡萝卜素、B 族维生素、维生素 C、类黄酮等抗氧化成分及抗癌物质,对大肠癌、宫颈癌及乳腺癌等癌症具有极佳的预防效果。

美白肌肤 + 抑制癌细胞的分裂与繁殖

橙香青花沙拉

材料:

西蓝花 150 克,西红柿 30 克,糖渍黑豆 10 克

- 热量 77 千卡
- 糖类 12.5 克
- 蛋白质 7.8 克
- 脂肪 0.8 克
- 膳食纤维 5 克

调味料:

金橘酱 1 小匙,柳橙醋 1 大匙

做法:

1. 将金橘酱与柳橙醋搅拌均匀备用。

2. 将西蓝花洗净后切块,烫熟;将西红柿汆烫后去皮,切块。

3. 将西蓝花块、西红柿块、糖渍黑豆盛盘,淋上做法 1 的调味料即可。

功效解读

西蓝花含有吲哚,可抑制癌细胞的分裂与生长;西蓝花富含维生素 C,有助于保持皮肤弹性,并美白肌肤。

英文名：Cauliflower	别名：花菜、椰菜花	提示：有效分解致癌物质，预防便秘

花椰菜

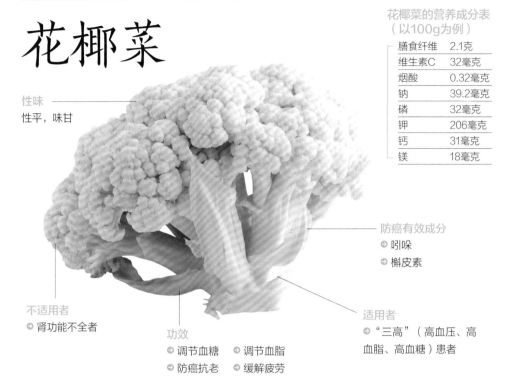

性味
性平，味甘

花椰菜的营养成分表（以100g为例）	
膳食纤维	2.1克
维生素C	32毫克
烟酸	0.32毫克
钠	39.2毫克
磷	32毫克
钾	206毫克
钙	31毫克
镁	18毫克

防癌有效成分
⊃ 吲哚
⊃ 槲皮素

不适用者
⊃ 肾功能不全者

功效
⊃ 调节血糖　⊃ 调节血脂
⊃ 防癌抗老　⊃ 缓解疲劳

适用者
⊃ "三高"（高血压、高血脂、高血糖）患者

防癌原理

1. 花椰菜中的吲哚不仅能减少活性雌激素，还能抑制活性雌激素对乳房细胞的刺激作用，有防癌抗癌作用。

2. 花椰菜中的槲皮素属抗氧化物质，可使致癌物失去活性，有效抑制细胞癌变。

食用效果

1. 花椰菜中维生素 C 的含量丰富，能有效预防感冒，增强免疫力。

2. 花椰菜中维生素 B$_1$ 的含量较其他蔬菜高，可有效缓解疲劳；其所含维生素 B$_2$ 可促进消化，改善口角炎症状。

3. 花椰菜中的钾有助于预防高血压，铬可与 B 族维生素协同发挥作用，达到调节血糖、血脂的效果。

食用方法

　　花椰菜虫害情形严重，菜农常以大量农药解决虫害，所以食用前最好先将花椰菜浸泡于水中数分钟，如此可有效杀虫及去除农药残留。

饮食宜忌

1. 花椰菜的含钾量高，肾功能不全者不宜多吃，否则会加重肾脏负担。

2. 因为花椰菜含有少量可能导致甲状腺肿大的成分，所以花椰菜最好与含碘量较高的食物一起食用，这会提高甲状腺对碘的利用率。

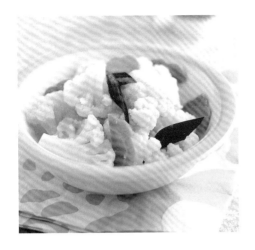

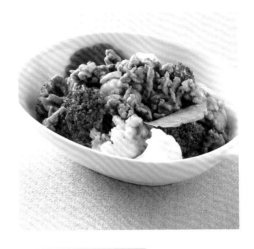

润肠通便 + 抑制肿瘤生长

亚麻籽油拌花椰菜

材料：

花椰菜 500 克，胡萝卜
50 克，红甜椒 20 克，
生姜 5 克

- 热量 203.3 千卡
- 糖类 21 克
- 蛋白质 10 克
- 脂肪 10.5 克
- 膳食纤维 11 克

调味料：

盐 2 小匙，亚麻籽油 2 大匙

做法：

❶ 洗净花椰菜和胡萝卜，将花椰菜切块，
胡萝卜切片，再用开水煮熟后，捞出沥
干并盛盘。

❷ 洗净生姜和红甜椒，生姜切成末，红甜
椒切片。

❸ 在花椰菜块上撒盐，加入生姜末、红甜
椒片，淋上加热的亚麻籽油即可。

功效解读

花椰菜中的异硫氰酸盐可抗氧化；膳
食纤维能润肠通便，有助于预防大肠癌。
亚麻籽油可抑制肿瘤生长。

抗癌防癌 + 清除自由基

咖喱双菜花

材料：

花椰菜、西蓝花各 200
克，脱脂高钙鲜奶 300
毫升，胡萝卜、洋葱末、
猪肉末各 50 克

- 热量 578.2 千卡
- 糖类 63.9 克
- 蛋白质 38.7 克
- 脂肪 22.6 克
- 膳食纤维 22.8 克

调味料：

橄榄油 2 小匙，咖喱粉、高汤各 2 大匙，
胡椒粉 1/2 小匙

做法：

❶ 将花椰菜、西蓝花洗净，切小朵；将胡
萝卜洗净，切片，三者放沸水中汆烫至熟。

❷ 热油锅，将洋葱末和猪肉末炒香，再拌
入咖喱粉炒匀，然后加入高汤及脱脂高钙
鲜奶煮沸。

❸ 加入做法 ❶ 中的材料稍煮至入味，撒上
胡椒粉即可。

功效解读

花椰菜、西蓝花均含有吲哚，可降低胃
癌、乳腺癌、大肠癌及心血管疾病的发病率。
胡萝卜中的 β - 胡萝卜素是强抗氧化剂，可
有效清除自由基，抑制上皮细胞癌化。

大白菜

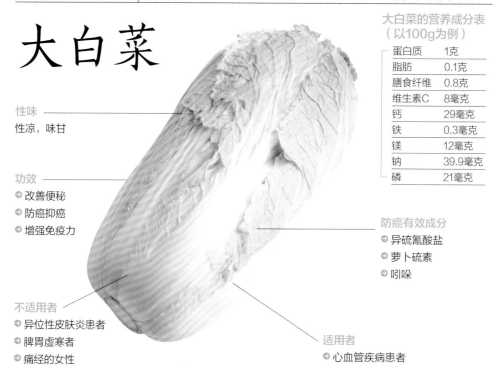

性味
性凉，味甘

功效
- 改善便秘
- 防癌抑癌
- 增强免疫力

不适用者
- 异位性皮肤炎患者
- 脾胃虚寒者
- 痛经的女性

适用者
- 心血管疾病患者

防癌有效成分
- 异硫氰酸盐
- 萝卜硫素
- 吲哚

大白菜的营养成分表（以100g为例）

蛋白质	1克
脂肪	0.1克
膳食纤维	0.8克
维生素C	8毫克
钙	29毫克
铁	0.3毫克
镁	12毫克
钠	39.9毫克
磷	21毫克

防癌原理

1. 大白菜中的异硫氰酸盐及萝卜硫素可增强肝脏解毒酶的能力，减少细胞受损，还可抑制早期癌细胞病变，使细胞维持正常。

2. 大白菜所含的吲哚可抗氧化，有效抑制乳腺癌的发生。

食用效果

1. 大白菜中的 β - 胡萝卜素、微量元素钴及维生素 A，经人体消化吸收后，可增强防癌效果。

2. 大白菜富含膳食纤维，可有效促进肠胃蠕动，改善便秘情况。

食用方法

1. 大白菜的食用方式相当多元，如熬汤、快炒等，在火锅中加入大白菜，滋味也很好。

2. 熬煮大白菜时，加入适量冰糖，对热咳、多痰等症状都有改善作用。

饮食宜忌

1. 大白菜偏凉，所以容易痛经的女性不宜多吃；脾胃虚寒者也不宜多吃；有异位性皮肤炎者，要谨慎食用。

2. 不可食用已腐烂的大白菜，因其中所含的无毒硝酸盐将还原成有毒的致癌物亚硝酸盐，食用后会造成中毒现象。

3. 习惯性便秘的人应该多吃大白菜；吃大白菜对宿醉、胀气、咽喉炎症有一定的缓解作用；大白菜还可缓解感冒、发热、热咳等症状。

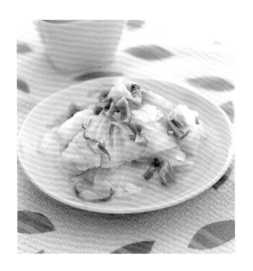

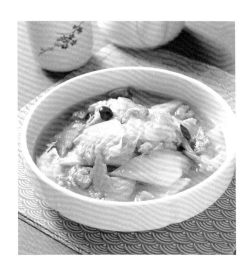

抗癌防癌 + 清除自由基

干贝炖白菜

材料：

大白菜 300 克，干贝 15
克，香菇 10 克，鸡高汤
1/2 杯

- 热量 530.3 千卡
- 糖类 15.4 克
- 蛋白质 38.7 克
- 脂肪 36 克
- 膳食纤维 3.1 克

调味料：

橄榄油 2 小匙，盐 1 小匙，香油 1 小匙

做法：

1. 泡开干贝后捏碎，起油锅爆香干贝。

2. 将大白菜洗净，切段；香菇洗净，切丝，
   和鸡高汤一起放入锅内焖煮。

3. 焖煮约 5 分钟至大白菜段软后加盐拌匀，
   最后淋上香油即可盛盘。

功效解读

　　大白菜富含硫代葡萄糖苷，可抗癌；维
生素 C 能保护细胞不受自由基伤害。

分解致癌物质 + 抗氧化

卤白菜

材料：

大白菜 200 克，胡萝卜
30 克，柳松菇 30 克，
虾米 30 克，大蒜末 10 克，
高汤 2 杯

- 热量 463.6 千卡
- 糖类 12 克
- 蛋白质 32.9 克
- 脂肪 31.6 克
- 膳食纤维 4.5 克

调味料：

盐、陈醋各 1 小匙，白糖 1/2 小匙，白胡椒
粉适量，橄榄油 2 小匙

做法：

1. 将所有材料洗净，大白菜切段，胡萝卜
   切薄片，虾米泡软，柳松菇切丝备用。

2. 热锅放油，爆香大蒜末，依序放入虾米、
   大白菜段、胡萝卜片、柳松菇丝。

3. 炒匀后加入高汤，炖煮至大白菜段熟软，
   最后放入调味料拌匀即可。

功效解读

　　大白菜中的硫代葡萄糖苷能促进肝脏
代谢致癌物质，它同时是强力的抗氧化植
化素，具有抗癌及预防细胞突变的功能。

圆白菜

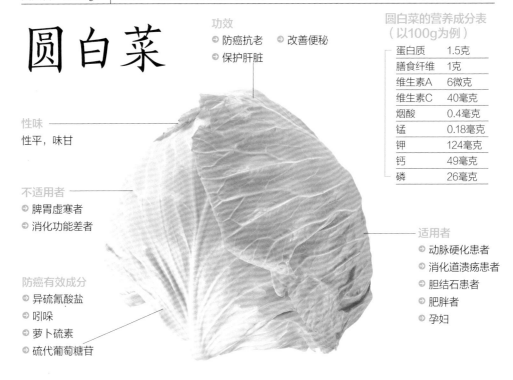

功效
- 防癌抗老
- 改善便秘
- 保护肝脏

圆白菜的营养成分表
（以100g为例）

蛋白质	1.5克
膳食纤维	1克
维生素A	6微克
维生素C	40毫克
烟酸	0.4毫克
锰	0.18毫克
钾	124毫克
钙	49毫克
磷	26毫克

性味
性平，味甘

不适用者
- 脾胃虚寒者
- 消化功能差者

防癌有效成分
- 异硫氰酸盐
- 吲哚
- 萝卜硫素
- 硫代葡萄糖苷

适用者
- 动脉硬化患者
- 消化道溃疡患者
- 胆结石患者
- 肥胖者
- 孕妇

防癌原理

1. 圆白菜内所含的植化素萝卜硫素能使正常细胞形成一层保护膜，用来抵抗外来致癌物质的伤害。

2. 圆白菜中所含的异硫氰酸盐具有阻断和抑制癌细胞分裂和生长的双重作用，可诱导解毒酶的产生，提高解毒作用，并可有效抑制黄曲霉素的致癌作用。

3. 圆白菜含有吲哚、硫代葡萄糖苷等抗癌成分。硫代葡萄糖苷在肝脏中可帮助抗氧化酶的合成，降低患癌率。

食用效果

1. 圆白菜中所含的维生素K、维生素U皆可抗溃疡，能修复体内受伤组织，可有效改善胃溃疡及十二指肠溃疡。维生素U还具有解毒作用，可有效改善肝功能。

2. 圆白菜富含膳食纤维，能有效改善便秘，预防贫血、肾病、动脉硬化。

食用方法

圆白菜含有硫代葡萄糖苷，水煮时间过长，会释出硫化氢气体，气味不佳，且硫代葡萄糖苷、维生素C会流失，建议烹煮的时间不要超过7分钟。

饮食宜忌

1. 多数人可以吃圆白菜，圆白菜尤其适合动脉硬化患者、胆结石患者、肥胖者、孕妇及消化道溃疡患者食用。

2. 圆白菜所含的纤维较多且较硬，脾胃虚弱者不宜多吃。消化功能差者不宜多吃。

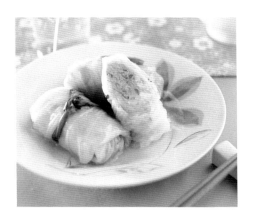

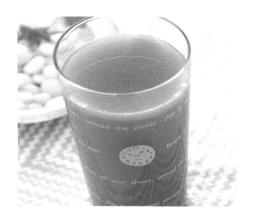

圆白菜卷

材料:

a 圆白菜叶 20 克,韭菜
20 克

b 猪肉末 150 克,荸荠末、
胡萝卜末各 50 克

- 热量 340.2 千卡
- 糖类 22.6 克
- 蛋白质 37.3 克
- 脂肪 8.4 克
- 膳食纤维 6.5 克

调味料:

a 盐 3 克,料酒 15 毫升

b 高汤 30 克,香油 2 毫升,胡椒粉适量,
水淀粉 15 毫升,冰水适量

做法:

① 将圆白菜叶、韭菜择洗干净,氽烫后泡
冰水冷却,沥干。

② 将材料b加入调味料a拌匀,分成6等份,
铺在做法 ① 的圆白菜叶上,卷成春卷,
用韭菜捆绑固定,以中火蒸 20 分钟后
取出。

③ 把调味料 b 的勾芡汁淋在做法 ② 的材
料上即可食用。

功效解读

　　韭菜含有硫化丙烯及类黄酮,能防止自
由基对细胞的伤害,可抗氧化、抑制细胞癌
变。圆白菜富含吲哚,可预防乳腺癌或肺癌。

菠萝青汁

材料:

圆白菜叶 200 克,菠萝
150 克,水 2 杯

- 热量 164.1 千卡
- 糖类 18.9 克
- 蛋白质 3.8 克
- 脂肪 0.9 克
- 膳食纤维 4.7 克

调味料:

柠檬汁 1 小匙,蜂蜜 1 大匙

做法:

① 将菠萝去皮,切块; 圆白菜叶洗净,切块。

② 把调味料和所有材料放入果汁机中,打
成汁即可。

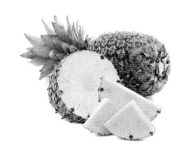

功效解读

　　圆白菜富含吲哚,可预防乳腺癌或肺
癌; 还含有丰富的膳食纤维,可帮助肠道
益生菌生长,促进排便,减少细胞癌变的
可能。

17

芦笋

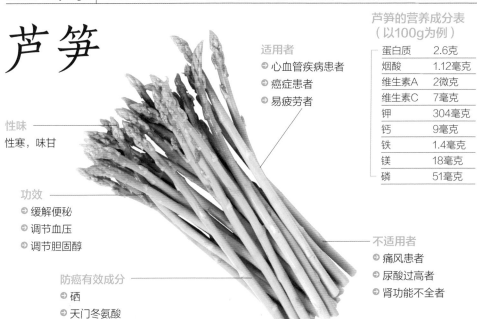

性味
性寒，味甘

功效
- 缓解便秘
- 调节血压
- 调节胆固醇

防癌有效成分
- 硒
- 天门冬氨酸
- 芦丁

适用者
- 心血管疾病患者
- 癌症患者
- 易疲劳者

不适用者
- 痛风患者
- 尿酸过高者
- 肾功能不全者

芦笋的营养成分表
（以100g为例）

蛋白质	2.6克
烟酸	1.12毫克
维生素A	2微克
维生素C	7毫克
钾	304毫克
钙	9毫克
铁	1.4毫克
镁	18毫克
磷	51毫克

防癌原理

1. 芦笋中的维生素 A、维生素 C、维生素 E 具有强抗氧化作用，有防癌抗癌的作用；芦笋中的叶酸及核酸具有防止癌细胞扩散的功效。

2. 芦笋中的天门冬氨酸及芦丁能增强免疫力，并可抑制癌细胞的异常生长。

3. 芦笋含有丰富的硒，能活化免疫系统，增强免疫力，还可刺激抗氧化酶的活性，增强排除自由基的能力。

食用效果

1. 芦笋含有芦丁、皂苷、植物固醇等特殊成分，有助于改善血管弹性，并可调节血压。

2. 绿芦笋的笋尖中含丰富的维生素 A、膳食纤维，具有促进排便的效果，有便秘困扰者可多吃。

食用保存

1. 芦笋中的叶酸容易被高温破坏，故应避免高温烹调芦笋，以免造成叶酸流失。

2. 存放芦笋时，可先以保鲜袋包裹，再放入冰箱，以保留养分。不过，新鲜的芦笋口感较佳，所以买来后应趁鲜食用。

饮食宜忌

1. 痛风患者及尿酸过高者不宜多吃芦笋。

2. 芦笋中钾的含量高，肾功能不全者最好避免食用。

3. 芦笋适合心血管疾病患者吃，也适合容易疲劳或心情郁结的人吃；患有膀胱癌、肺癌和皮肤癌的人应该多吃芦笋。

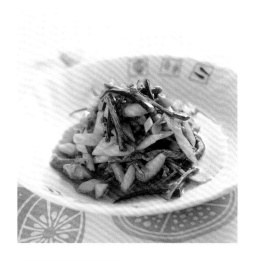

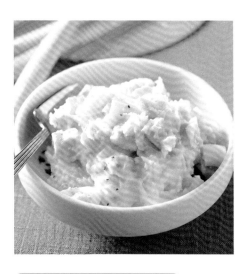

防癌抗癌 + 抗氧化

芦笋炒牛肉

材料:

牛肉丝 200 克,芦笋斜
段 100 克,生姜丝、红
辣椒丝各 20 克

- 热量 309.6 千卡
- 糖类 23.5 克
- 蛋白质 36.7 克
- 脂肪 10.7 克
- 膳食纤维 3.7 克

调味料:

a 食用油适量,鸡蛋清 1/3 个,水适量,淀
粉 15 克,米酒、酱油各 5 毫升
b 酱油 10 毫升,白糖 5 克

做法:

① 将牛肉丝放入小碗,用调味料 a(食用
油除外)腌 5 分钟,和芦笋段分别氽烫
后捞出备用。

② 不粘锅加油烧热,爆香生姜丝,加入牛肉
丝、芦笋段、红辣椒丝及调味料 b 略拌
炒均匀即可。

功效解读

芦笋含有维生素 C、维生素 E、β - 胡
萝卜素和铁,维生素 C、维生素 E 可抗氧
化,铁质可协助合成血红蛋白。芦笋炒牛肉
是抗癌或癌症康复期的好选择。

抑制癌细胞生长 + 增强免疫力

芦笋沙拉

材料:

芦笋 200 克,鸡蛋 150
克,土豆 200 克

- 热量 846.8 千卡
- 糖类 32.3 克
- 蛋白质 44.5 克
- 脂肪 60 克
- 膳食纤维 5.3 克

调味料:

盐 5 克,无蛋沙拉酱 45 克

做法:

① 将芦笋洗净,去除根部后切段;将土豆洗
净,去皮,切块;鸡蛋煮约 7 分钟至熟后,
剥壳切丁。

② 取锅煮水至沸,将芦笋段烫熟后捞出,
再将土豆块煮至熟软后捞出。

③ 将土豆捣成泥,拌入芦笋段、鸡蛋丁、
盐及无蛋沙拉酱即可食用。

功效解读

芦笋富含硒,近年来学者研究发现,
增加硒的摄入量,具有抗癌的效果。硒可
以抑制癌细胞继续生长。

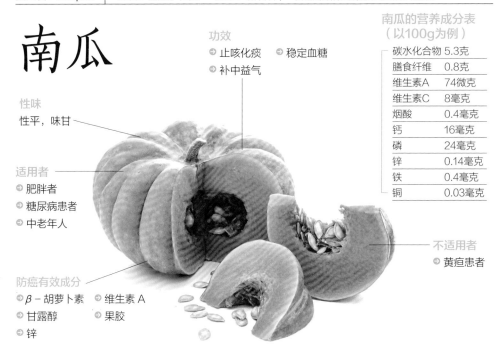

英文名：Pumpkin　别名：金瓜、番瓜　提示：富含锌，可以预防前列腺肥大及前列腺癌

南瓜

功效
- 止咳化痰
- 稳定血糖
- 补中益气

性味
性平，味甘

适用者
- 肥胖者
- 糖尿病患者
- 中老年人

防癌有效成分
- β－胡萝卜素
- 维生素 A
- 甘露醇
- 果胶
- 锌

不适用者
- 黄疸患者

南瓜的营养成分表（以100g为例）

碳水化合物	5.3克
膳食纤维	0.8克
维生素A	74微克
维生素C	8毫克
烟酸	0.4毫克
钙	16毫克
磷	24毫克
锌	0.14毫克
铁	0.4毫克
铜	0.03毫克

防癌原理

1. 南瓜中 β－胡萝卜素的含量为瓜类之冠，可抗氧化，且可抑制癌细胞的生长。

2. 南瓜中的锌含量很高，锌能促进人体核酸与蛋白质的合成，可以预防前列腺肥大或前列腺癌。

3. 南瓜中的甘露醇具有通便功效，可清除人体内的毒素，预防结肠癌。

4. 南瓜中的果胶会在肠道中形成凝胶状物质，可清除人体内的毒素和有害物质，如重金属铅、汞，以及放射性元素。

5. 南瓜中的维生素 A 可抗氧化，还可防癌、抗衰老，并且有助于维持上皮细胞的生长分裂、视力的保健、骨骼的发育等。

食用效果

1. 南瓜中的铬能促进胰岛素分泌，有助于稳定血糖，可预防糖尿病。

2. 南瓜富含膳食纤维，会使粪便质地柔软，有助于顺利排便。

食用方法

南瓜肉及果瓤与菠菜或莴苣一起食用，能中和农药、亚硝酸盐及重金属等物质，还可促进 T 淋巴细胞的活性，使 B 淋巴细胞产生抗体。

饮食宜忌

1. 过量食用南瓜，会使皮肤呈黄色，这是由色素沉积造成的，南瓜虽无毒素，但易使人蕴生湿热。

2. 大多数人都可以食用南瓜，南瓜尤其适合肥胖者、糖尿病患者和中老年人食用。

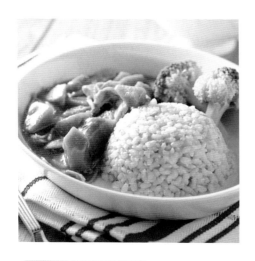

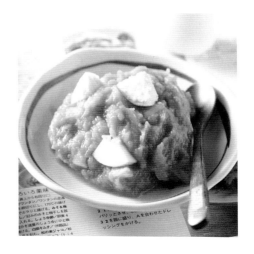

润肠通便 + 预防结肠癌

咖喱南瓜鸡肉饭

材料:

南瓜 120 克,鸡胸肉 60
克,糙米 1 杯,生姜 3 片,
西蓝花 2 小朵,水半杯

● 热量 958 千卡
● 糖类 210 克
● 蛋白质 38.3 克
● 脂肪 41.6 克
● 膳食纤维 17.8 克

调味料:

咖喱粉 30 克,水淀粉 10 毫升,橄榄油 2
大匙,盐适量

做法:

❶ 将所有材料洗净,糙米浸泡半小时后,
用电饭锅煮熟,盛盘。

❷ 将南瓜去瓤、切块,鸡胸肉切丁,生姜切
细丝备用。

❸ 用橄榄油爆香生姜丝,放入鸡胸肉丁、
南瓜块炒熟后,加入半杯水煮开,最后
加入咖喱粉与盐,用水淀粉勾芡,将成
品淋在糙米饭旁,放上西蓝花装饰即可。

功效解读

　　南瓜所含的甘露醇具有通便的作用,
可减少粪便中毒素对人体的危害,具有预
防结肠癌的功效。

抑制活性氧 + 健体防癌

南瓜乳酪泥

材料:

南瓜块 150 克,乳酪 1 片,
鸡蛋 1 个

● 热量 361 千卡
● 糖类 21.6 克
● 蛋白质 18.7 克
● 脂肪 22.2 克
● 膳食纤维 2.6 克

调味料:

盐适量,橄榄油 1 大匙

做法:

❶ 将南瓜块放入锅中,用大火蒸约 20 分钟,
压成泥状;将鸡蛋放入沸水中,煮约 7
分钟,剥壳切块备用。

❷ 将盐、橄榄油、乳酪加入做法 ❶ 的材料
中,趁热拌匀即可。

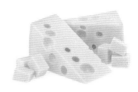

功效解读

　　南瓜含有丰富的抗癌成分——β-胡
萝卜素,它在人体内可转化为维生素 A,
能减少活性氧对细胞膜的伤害。

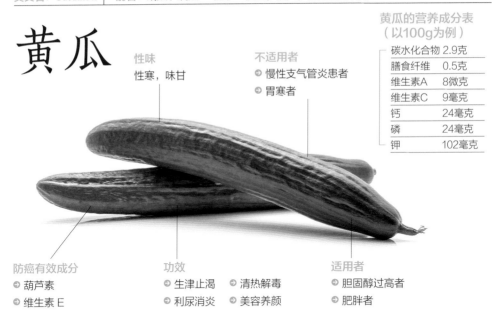

黄瓜

性味
性寒，味甘

不适用者
➡ 慢性支气管炎患者
➡ 胃寒者

黄瓜的营养成分表（以100g为例）

碳水化合物	2.9克
膳食纤维	0.5克
维生素A	8微克
维生素C	9毫克
钙	24毫克
磷	24毫克
钾	102毫克

防癌有效成分
➡ 葫芦素
➡ 维生素 E

功效
➡ 生津止渴　➡ 清热解毒
➡ 利尿消炎　➡ 美容养颜

适用者
➡ 胆固醇过高者
➡ 肥胖者

防癌原理

1. 黄瓜蒂头的苦味成分为葫芦素，葫芦素具有较强的抗癌作用。

2. 黄瓜除了含有丰富的水分，还含有抗氧化成分，能延缓癌细胞生长；同时抑制癌细胞周围血管增生，进而延缓癌细胞的扩散或转移。

3. 黄瓜中的维生素 E 可促进细胞分裂，还具有利尿的功效，使人体不易形成脂肪，对肥胖症、心脏病、乳腺癌等都有预防的作用。

食用效果

1. 黄瓜富含膳食纤维及水分，不仅能促进胃肠蠕动，还可加速人体内废物的排泄，并能调节胆固醇。

2. 黄瓜含有丙醇二酸，可抑制人体内糖类物质转化为脂肪，对减重很有帮助。

3. 黄瓜中所含的维生素 C 与酶，可促进新陈代谢，所以黄瓜是美颜圣品。

4. 黄瓜中钾的含量高，钾具有加快血液新陈代谢、排出人体内多余盐分的作用。成人常食用黄瓜可保持肌肉弹性，并可预防血管硬化。

食用方法

黄瓜的食用方法有快炒、煮汤、榨汁等。

饮食宜忌

1. 黄瓜性寒，胃寒者、慢性支气管炎急性发作期者不宜食用。有肝病、心血管疾病、肠胃病及高血压的人不宜吃腌黄瓜。

2. 凉拌黄瓜应现做现吃，不宜做好后长时间放置，长时间放置会导致维生素的流失。

3. 黄瓜的皮和籽均营养丰富，且尾部含较多的苦味素，有抗癌作用，不要去掉。

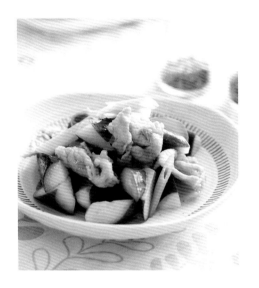

高纤抗癌 + 清除自由基

黄瓜炒肉片

材料：

黄瓜 120 克，猪瘦肉 80 克，葱段适量

- 热量 155.8 千卡
- 糖类 6.4 克
- 蛋白质 17.8 克
- 脂肪 7.5 克
- 膳食纤维 0.7 克

调味料：

盐、食用油、酱油、淀粉各适量

做法：

① 将黄瓜洗净，切成滚刀块。

② 将猪瘦肉洗净，切成片状，放入酱油、淀粉与盐，拌匀备用。

③ 锅中热油，放入猪瘦肉片与葱段，以大火炒。

④ 瘦猪肉片炒至 8 分熟后，放入黄瓜块翻炒均匀即可。

功效解读

黄瓜富含维生素 C，有清除自由基的功效，可抗癌；还富含水溶性纤维，能吸附肠道中的致癌物质，一起排出体外，可预防癌症。

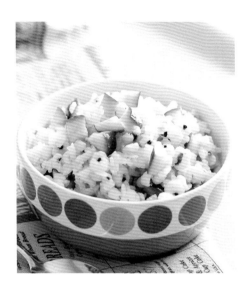

抗氧化 + 调节血脂

养生黄瓜薏苡仁饭

材料：

黄瓜 200 克，薏苡仁 50 克，大米 40 克，水适量

- 热量 351.9 千卡
- 糖类 66.7 克
- 蛋白质 11.3 克
- 脂肪 4.3 克
- 膳食纤维 3.4 克

做法：

① 将薏苡仁与大米洗干净，放入锅中并加入水，再放入电饭锅中蒸熟。

② 将黄瓜洗净，切成小丁备用。

③ 饭蒸好后，将黄瓜丁撒在薏苡仁饭上即可。

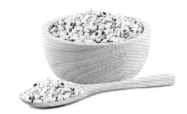

功效解读

薏苡仁可增强免疫力；富含膳食纤维，能预防癌症并调节血脂。黄瓜所含的维生素 C 可抗氧化。黄瓜中丰富的膳食纤维有助于排出体内废物。

苦瓜

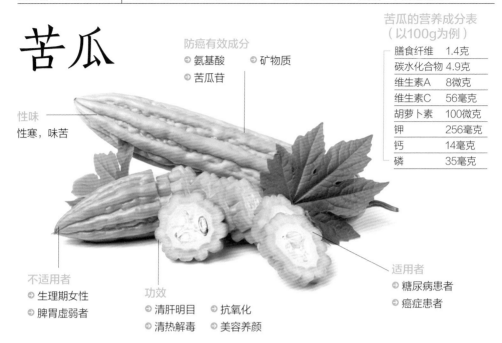

防癌有效成分
- ⊃ 氨基酸　⊃ 矿物质
- ⊃ 苦瓜苷

性味
性寒，味苦

不适用者
- ⊃ 生理期女性
- ⊃ 脾胃虚弱者

功效
- ⊃ 清肝明目　⊃ 抗氧化
- ⊃ 清热解毒　⊃ 美容养颜

适用者
- ⊃ 糖尿病患者
- ⊃ 癌症患者

苦瓜的营养成分表（以100g为例）

膳食纤维	1.4克
碳水化合物	4.9克
维生素A	8微克
维生素C	56毫克
胡萝卜素	100微克
钾	256毫克
钙	14毫克
磷	35毫克

防癌原理

1. 苦瓜中的苦瓜苷可增强胰岛细胞的活性，调节血糖。

2. 苦瓜能促进有毒物质或致癌物质的排出，从而降低癌症的发生率。

3. 苦瓜含有多种氨基酸及矿物质，可增强人体的免疫力，活化T淋巴细胞和"杀手"细胞，增强抑制癌细胞生长的能力。

食用效果

1. 苦瓜中的苦瓜苷又称"高能清脂素"，被人们称为"脂肪杀手"，它能使人体少摄取40%～60%的脂肪和糖类，对预防糖尿病有很大帮助。

2. 苦瓜富含维生素C，具有抗氧化、增强免疫力、美容养颜等功效。

3. 中医认为，苦瓜具有清热、解毒、消暑的功效，可治热病，如中暑、皮肤生斑、毒疮、目赤肿痛等；苦瓜的苦味可刺激唾液及消化液的分泌，从而增进食欲并改善消化不良等症状，有助于缓解因暑热产生的腹泻、痢疾。

食用方法

1. 苦瓜的食用方法有凉拌、清炒、煮汤、腌渍等。若想去除苦瓜的苦味，可先将苦瓜汆烫后再烹煮。

2. 苦瓜内含草酸，若食用过量，将影响钙和锌的吸收，烹调前最好汆烫一下，可去除多余的草酸。

饮食宜忌

1. 苦瓜性寒，生理期女性不宜食用，脾胃虚弱者也不可过量食用。

2. 苦瓜适合癌症患者吃；适合易长痤疮、疹子及火气大的人吃；夏季容易中暑的人可以多吃。

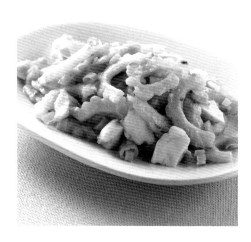

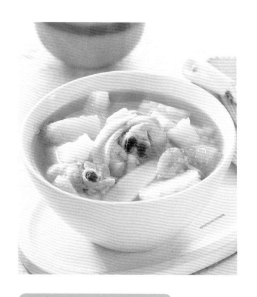

增强免疫力 + 强身健体

咸蛋苦瓜

材料：

苦瓜 300 克，咸蛋 200
克，葱花适量

- 热量 180.7 千卡
- 糖类 11.3 克
- 蛋白质 9.1 克
- 脂肪 11 克
- 膳食纤维 5.7 克

调味料：

盐 2 克，橄榄油 5 毫升

做法：

❶ 将苦瓜去籽，洗净，切片备用。

❷ 将咸蛋去皮，切丁备用。

❸ 在锅中热油，加入苦瓜片翻炒后，加入
咸蛋丁略炒后盛盘，最后撒上葱花装饰
即可。

功效解读

　　苦瓜中的类奎宁蛋白质成分能刺激人
体内免疫系统的运作，增强巨噬细胞的吞
噬能力，临床上对预防淋巴瘤和白血病有
一定作用。

抑制肿瘤生长 + 增强免疫力

菠萝苦瓜鸡汤

材料：

菠萝 100 克，苦瓜 300
克，鸡腿肉 200 克，生
姜 2 片，水适量

- 热量 454 千卡
- 糖类 22.7 克
- 蛋白质 42 克
- 脂肪 22.1 克
- 膳食纤维 7.6 克

调味料：

盐 1 小匙

做法：

❶ 将苦瓜去籽，洗净，切块氽烫后，用适
量盐腌拌；菠萝去皮，切块备用。

❷ 将鸡腿肉切块，洗净氽烫。

❸ 将苦瓜块、菠萝块、鸡腿肉块和生姜片
加水煮开后，再用小火慢炖约 1 小时，
最后加盐调味即可。

功效解读

　　苦瓜中的苦瓜苷是一种具有防癌功效
的植化素，可抑制癌细胞分泌蛋白酶，抑
制恶性肿瘤的生长；鸡肉富含蛋白质和锌，
可增强机体的免疫功能。

25

| 英文名：Tomato | 别名：番茄、洋柿子、番李子　提示：抗氧化、抗癌 |

西红柿

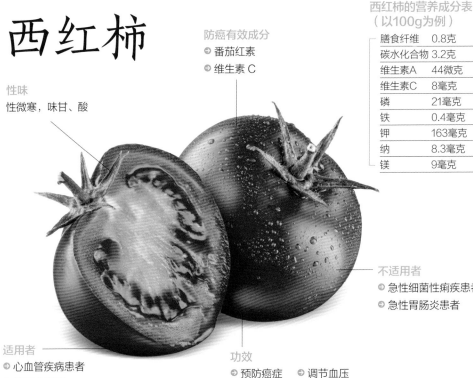

防癌有效成分
- ➲ 番茄红素
- ➲ 维生素C

性味
性微寒，味甘、酸

西红柿的营养成分表 （以100g为例）	
膳食纤维	0.8克
碳水化合物	3.2克
维生素A	44微克
维生素C	8毫克
磷	21毫克
铁	0.4毫克
钾	163毫克
纳	8.3毫克
镁	9毫克

不适用者
- ➲ 急性细菌性痢疾患者
- ➲ 急性胃肠炎患者

适用者
- ➲ 心血管疾病患者
- ➲ 糖尿病患者

功效
- ➲ 预防癌症
- ➲ 稳定血糖
- ➲ 调节血压
- ➲ 延缓细胞衰老

防癌原理

1. 西红柿中的番茄红素具有抗氧化能力，可清除导致人体衰老和疾病的自由基，还可预防心血管疾病，有效减少癌症的发生。

2. 西红柿中的维生素 C，可提高人体内维生素 E 的利用率，还可减少致癌物质的生成。

食用效果

1. 西红柿含有谷胱甘肽，可维持细胞正常代谢，抑制酪氨酸酶的活性，从而延缓细胞凋亡，预防心血管病。

2. 西红柿含有钾及维生素 C，可促进血糖的新陈代谢，从而改善高血糖症状。

3. 西红柿中的柠檬酸、苹果酸可分解脂肪、促进消化，柠檬酸还可防止维生素 C 被破坏。

食用方法

西红柿中的番茄红素属于脂溶性植化素，所以西红柿会因烹煮将细胞壁和组织破坏，而释放出更多的番茄红素。

饮食禁忌

1. 切勿食用未成熟的西红柿，因为其含有龙葵素，食用后可能出现恶心、呕吐、全身疲乏等症状。

2. 空腹时不宜食用西红柿；急性胃肠炎患者、急性细菌性痢疾患者不宜食用西红柿。

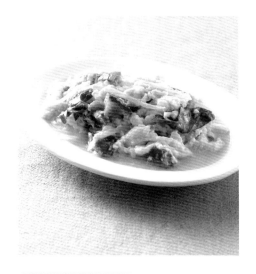

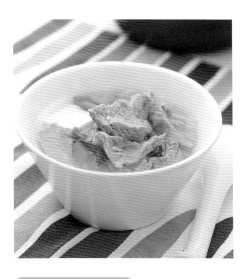

高纤排毒 + 防癌抗癌

西红柿炒蛋

材料：

鸡蛋 150 克，西红柿 50 克，洋葱 20 克，芹菜叶 10 克，水 1 杯

- 热量 235.9 千卡
- 糖类 5.3 克
- 蛋白质 18.9 克
- 脂肪 15.1 克
- 膳食纤维 1.1 克

调味料：

盐、食用油各适量

做法：

❶ 将鸡蛋加盐打成鸡蛋液；西红柿用开水烫一下，去皮后切丁；洋葱切丝；芹菜叶洗净备用。

❷ 将西红柿丁、洋葱丝和芹菜叶放入鸡蛋液内，拌匀备用。

❸ 用大火热油锅后，倒入做法 ❷ 中的材料并炒散，变为金黄色即可食用。

功效解读

　　洋葱、西红柿和芹菜叶中都含有丰富的膳食纤维，多食用有助于排出肠道内的有毒物质，可预防大肠癌。鸡蛋富含维生素 B_2，可防癌抗癌。

增强免疫力 + 抗氧化

西红柿豆腐瘦肉汤

材料：

西红柿 400 克，豆腐 300 克，水 8 杯，小白菜 400 克，猪瘦肉 100 克

- 热量 419.7 千卡
- 糖类 29.6 克
- 蛋白质 40.3 克
- 脂肪 15.7 克
- 膳食纤维 5.7 克

调味料：

生姜末、盐各 5 克，香油 5 毫升，食用油适量

做法：

❶ 将猪瘦肉洗净，切片，用适量盐腌渍片刻。

❷ 将西红柿洗净，切片；豆腐先剖半再切片；小白菜洗净，切小段。

❸ 用大火加橄榄油爆香生姜末，放入水煮沸后改用小火，再放入西红柿片、豆腐片、猪瘦肉片及小白菜段，煮沸后熄火，然后加香油及盐调味即可。

功效解读

　　小白菜含有多糖体，可抗癌；西红柿含有番茄红素，能降低患癌率；它们所含的维生素 C 抗氧化能力强，可增强机体免疫力。

胡萝卜

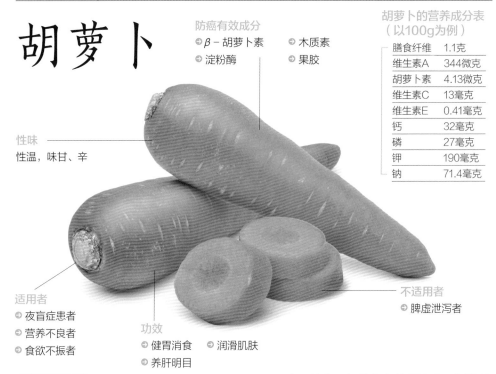

防癌有效成分
- β - 胡萝卜素
- 淀粉酶
- 木质素
- 果胶

性味
性温，味甘、辛

适用者
- 夜盲症患者
- 营养不良者
- 食欲不振者

功效
- 健胃消食
- 养肝明目
- 润滑肌肤

不适用者
- 脾虚泄泻者

胡萝卜的营养成分表（以100g为例）	
膳食纤维	1.1克
维生素A	344微克
胡萝卜素	4.13微克
维生素C	13毫克
维生素E	0.41毫克
钙	32毫克
磷	27毫克
钾	190毫克
钠	71.4毫克

防癌原理

1. 胡萝卜含有大量木质素，能提高人体内巨噬细胞吞噬癌细胞的能力，具有防癌的功效。

2. 胡萝卜含有大量果胶，可排出人体内有害的汞。

3. 胡萝卜含有大量 β - 胡萝卜素，在人体内可转化为维生素 A，可预防呼吸道感染，调节新陈代谢，增强免疫力。

4. 胡萝卜中的淀粉酶能促进糖类的分解，强化肠道功能。

食用效果

1. 胡萝卜中的膳食纤维可促进胃肠蠕动，有助于提高消化功能。

2. 胡萝卜中的钾含量丰富，钾离子能使血管扩张，保持血管通畅并调节血压。

3. 中医认为，胡萝卜有健胃消食、润滑肌肤、养肝明目的功效，常用来辅助治疗久痢、食积、夜盲症、营养不良、食欲不振、皮肤干燥等疾病。

食用方法

1. β - 胡萝卜素多存在于胡萝卜皮下，建议烹煮胡萝卜时不要削皮，但须注意外皮的清洁。

2. β - 胡萝卜素为脂溶性植化素，所以最好使用油脂快炒胡萝卜，这样能够使胡萝卜释放出更多的 β - 胡萝卜素。

饮食宜忌

1. 胡萝卜含有丰富的膳食纤维，能够缓解便秘。与卷心菜、西芹等一起烹调，有更好的食疗效果。

2. 脾虚泄泻者不宜大量食用胡萝卜。

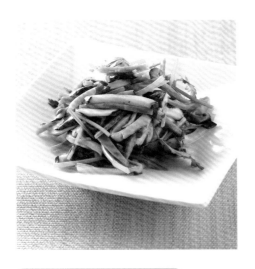

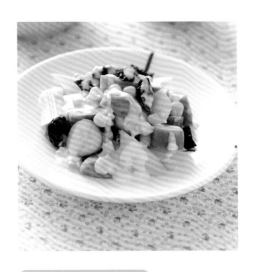

促进肠道蠕动 + 预防细胞癌变

胡萝卜炒鲜菇

材料:

胡萝卜 100 克,鲜香菇
20 克,香菜 60 克

- 热量 262 千卡
- 糖类 24 克
- 蛋白质 4.9 克
- 脂肪 16.3 克
- 膳食纤维 7.9 克

调味料:

酱油、橄榄油各 2 小匙,香油、盐各 1 小匙,
淀粉适量

做法:

① 将鲜香菇洗净,切细丝,加入酱油、香油、
淀粉,拌匀放置待用。

② 将胡萝卜洗净,切成细丝。

③ 将香菜洗净,切小段备用。

④ 在锅内加橄榄油,将腌渍的鲜香菇丝爆
香后,加入胡萝卜丝同炒,盖上锅盖,
改用小火焖熟后,加盐调味,撒上香菜
段即可。

功效解读

胡萝卜含有丰富的 β - 胡萝卜素。β -
胡萝卜素是强力抗氧化剂,可预防上皮细
胞癌变;香菇和胡萝卜均富含膳食纤维,
有助于促进肠道蠕动,可预防大肠癌。

低脂高纤 + 预防卵巢癌

胡萝卜酸奶沙拉

材料:

胡萝卜 100 克,小黄瓜
50 克,西芹 30 克,玉
米粒 15 克,葡萄干 5 克

- 热量 108.7 千卡
- 糖类 22.9 克
- 蛋白质 3.6 克
- 脂肪 0.9 克
- 膳食纤维 3.9 克

调味料:

酸奶 3 大匙

做法:

① 将胡萝卜、小黄瓜洗净,切小块;西芹
洗净,切段。

② 将小黄瓜块、胡萝卜块和西芹段摆盘,
加上玉米粒和葡萄干。

③ 淋上酸奶即可食用。

功效解读

胡萝卜含有丰富的胡萝卜素,尤其是
α - 胡萝卜素。研究发现,多摄入 α - 胡萝
卜素可显著降低卵巢癌的患病率;西芹富
含膳食纤维,可促进肠道蠕动,促进排便。

| 英文名：Onion | 别名：葱头、玉葱 | 提示：强化胃肠功能，降低胃癌的发病率 |

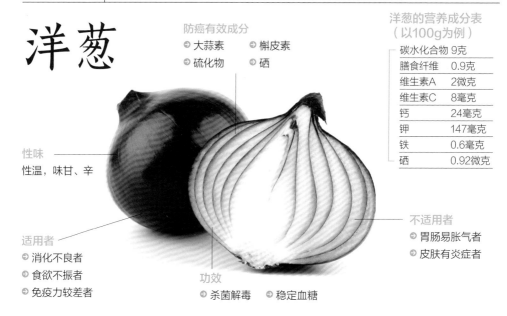

洋葱

防癌有效成分
- 大蒜素
- 槲皮素
- 硫化物
- 硒

性味
性温，味甘、辛

适用者
- 消化不良者
- 食欲不振者
- 免疫力较差者

功效
- 杀菌解毒
- 稳定血糖

不适用者
- 胃肠易胀气者
- 皮肤有炎症者

洋葱的营养成分表（以100g为例）

碳水化合物	9克
膳食纤维	0.9克
维生素A	2微克
维生素C	8毫克
钙	24毫克
钾	147毫克
铁	0.6毫克
硒	0.92微克

防癌原理

1. 洋葱中的槲皮素是多酚的一种，能对抗自由基，直接抑制癌细胞生长，并能降低致癌、促癌因子的活性。

2. 洋葱中的大蒜素及硫化物可促进维生素 B_1 的吸收，具有抗氧化的作用，能预防细胞癌变，并活化神经细胞。

3. 洋葱中的微量元素硒，可提高身体的抗氧化力，还可以拮抗重金属致癌物质，如铅、镉、汞等的作用，从而降低患癌率。

食用效果

1. 洋葱中的硫化物能提高血液中胰岛素的浓度，有助于稳定血糖。

2. 洋葱含钙量高，停经后的女性常吃洋葱，有助于预防骨质疏松。

3. 洋葱中的硫化物、含硫氨基酸等物质，可升高血液中的高密度脂蛋白，降低低密度脂蛋白。

4. 洋葱含有大量大蒜素，具有很强的杀菌解毒能力。

5. 洋葱中丰富的膳食纤维可促进肠道蠕动，加速体内毒素的排出。

食用保存

1. 洋葱中的大蒜素容易因高温失去活性，所以最好以大火快炒，以保留大蒜素的活性。

2. 洋葱不要跟鸡蛋一起保存。因为蛋壳有气孔，洋葱的气味会透进鸡蛋，导致鸡蛋变质。

饮食宜忌

1. 洋葱适合高血压、动脉硬化等心血管疾病患者吃；食欲不振、消化不良的人可多吃；免疫力较差的人可适量食用。

2. 洋葱含有硫化物，不宜过量食用，以免引起胃肠胀气、皮肤过敏等症状。皮肤有炎症者亦不宜食用。

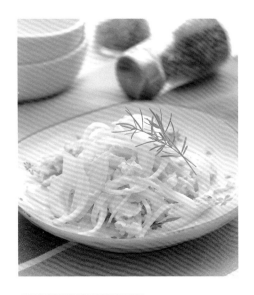 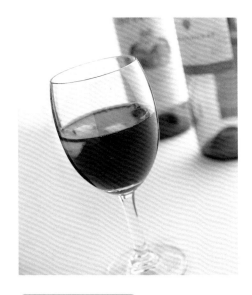

增强免疫力 + 抗癌杀菌

洋葱炒蛋

材料:

洋葱 250 克, 鸡蛋 150 克,
莳萝适量

- 热量 596.3 千卡
- 糖类 18.9 克
- 蛋白质 38.3 克
- 脂肪 40.5 克
- 膳食纤维 3.2 克

调味料:

橄榄油 2 小匙, 盐 1 小匙

做法:

1. 将洋葱去皮, 切丝; 鸡蛋打成蛋液备用。

2. 锅内热油, 以小火把洋葱丝慢慢炒至透明。

3. 将蛋液和盐均匀地撒在洋葱丝上, 改用大火, 待蛋液半凝固时, 将蛋炒散即可, 盛盘时可放上莳萝作为装饰。

功效解读

　　洋葱富含膳食纤维, 可促进肠道蠕动, 平衡肠道菌群, 预防肠道细胞癌变; 洋葱所含的硫化物具有抗氧化及抑菌作用, 所含的硒可增强免疫力。

防癌抗癌 + 促进代谢

洋葱葡萄酒

材料:

洋葱 500 克, 葡萄酒 2
杯, 玻璃瓶 2 个

- 热量 583 千卡
- 糖类 46 克
- 蛋白质 3.5 克
- 脂肪 1.2 克
- 膳食纤维 4.8 克

做法:

1. 将洋葱洗净, 去皮, 切成片状。

2. 将洋葱片放入玻璃瓶中, 再倒入葡萄酒。

3. 把玻璃瓶密封好, 在阴凉处放置 7 天。

4. 7 天过后, 将洋葱片过滤出来, 再将洋葱葡萄酒与洋葱片分别放入 2 个玻璃瓶中, 放入冰箱保存。

5. 每次饮用约 25 毫升洋葱葡萄酒, 每天饮用 2 次, 要搭配洋葱片一起食用。

功效解读

　　葡萄的果皮与果肉含有抗癌成分——白藜芦醇, 葡萄酒中也有此成分; 洋葱所含的微量元素硒是一种很强的抗氧化成分, 能有效清除体内的自由基, 增强细胞的活性和代谢能力, 具有防癌、抗衰老的功效。

英文名：Garlic	别名：葫、胡蒜、蒜头	提示：富含蒜素、硒，可杀菌抗癌

大蒜

防癌有效成分
- ⊃ 大蒜素　⊃ 硒

大蒜的营养成分表 （以100g为例）	
蛋白质	4.5克
碳水化合物	27.6克
维生素C	7毫克
维生素E	1毫克
钙	39毫克
磷	117毫克
钾	302毫克
镁	21毫克
钠	19.6毫克

性味
性温，味辛

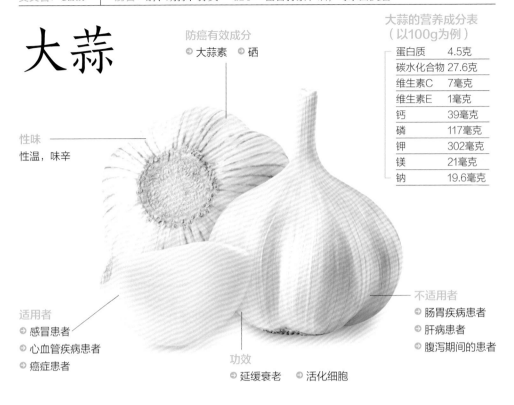

不适用者
- ⊃ 肠胃疾病患者
- ⊃ 肝病患者
- ⊃ 腹泻期间的患者

适用者
- ⊃ 感冒患者
- ⊃ 心血管疾病患者
- ⊃ 癌症患者

功效
- ⊃ 延缓衰老　⊃ 活化细胞

防癌原理

1. 大蒜含有丰富的硒，可预防人体内亚硝胺的合成，延缓细胞衰老，增强免疫力，抑制癌细胞的生长。

2. 大蒜中的大蒜素能增强巨噬细胞的功能，改善人体免疫功能。

食用效果

1. 大蒜可促进胃液的分泌，增加胃酸的含量，强化胃液中蛋白分解酶的活性。

2. 大蒜可促进肠液的分泌，增强肠液中糖类分解酶的作用。

3. 大蒜中的多种含硫化物可抑制细菌的生长和繁殖，具有杀菌作用。

4. 大蒜含有的维生素 B_1 是糖类代谢中不可缺少的辅酶，可保持糖类代谢正常进行。

5. 蒜素可抑制血小板不正常聚集，进而防止血栓形成，具有预防高血压的作用。

食用方法

食用大蒜前应去除外膜。

饮食禁忌

1. 腹泻期间不宜食用大蒜，因为蒜素会刺激肠壁，造成血管进一步充血，进而水肿，使更多的组织液进入肠道，从而加剧腹泻。

2. 有肝病的人过量食用大蒜可造成肝功能障碍，加重肝病，因此，有肝病的人应少吃大蒜。

3. 大蒜内含有大蒜辣素，具有刺激性，不宜多吃。

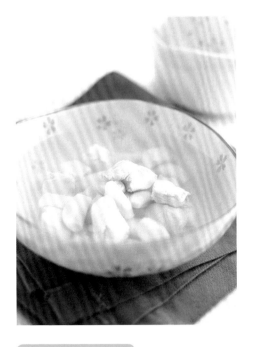 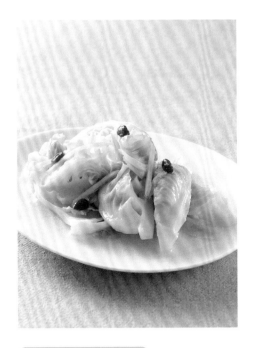

元气蒜头鸡汤

材料：

大蒜 100 克，鸡肉块 150
克，白果 5 克，水 1 杯

- 热量 389 千卡
- 糖类 19 克
- 蛋白质 38.4 克
- 脂肪 3.4 克
- 膳食纤维 0.7 克

调味料：

盐 1/4 小匙，香油 1/2 小匙

做法：

1. 将去皮后的大蒜、鸡肉块、白果及水一
   起放入锅中，用中小火炖熟。

2. 加入盐、香油调味后即可食用。

功效解读

医学研究发现，大蒜含有刺鼻味的硫
化物，有抑制致癌物亚硝胺形成的作用，
还有助于肝脏解毒、排毒。

蒜香圆白菜

材料：

圆白菜 200 克，生姜 3
片，大蒜 10 克，枸杞子
8 克

- 热量 230 千卡
- 糖类 16 克
- 蛋白质 5.3 克
- 脂肪 17 克
- 膳食纤维 2.6 克

调味料：

食用油 1 大匙，盐 1/4 小匙

做法：

1. 将所有材料洗净，圆白菜切大片，大蒜
   去皮、切末，生姜洗净、切丝。

2. 食用油入锅烧热，爆香大蒜末和生姜丝，
   加入圆白菜片、枸杞子和盐炒熟即可。

功效解读

大蒜中含有抗癌物质 S- 烯丙基 -L-
半胱氨酸，能分解人体内的致癌物质，对
预防肠癌尤其有效；圆白菜含有抑癌因子
吲哚，可协助抗癌。

红薯

性味
性平，味甘

防癌有效成分
- β–胡萝卜素
- 维生素 A
- B 族维生素
- 膳食纤维
- 脱氧异雌固醇

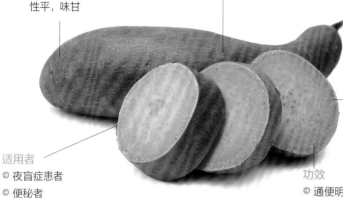

红薯的营养成分表（以100g为例）	
碳水化合物	15.3克
膳食纤维	1克
胡萝卜素	0.75毫克
维生素A	63微克
维生素C	4毫克
钙	18毫克
磷	26毫克
铜	0.22毫克
钾	88毫克

不适用者
- 容易腹胀者
- 胃溃疡患者

适用者
- 夜盲症患者
- 便秘者

功效
- 通便明目
- 保护视力
- 调节胆固醇

防癌原理

1. 红薯含有 β–胡萝卜素，可抑制癌细胞生长，延缓癌症恶化。

2. 红薯富含维生素 A 及维生素 B_2，具有抗氧化的作用，可以延缓癌症恶化。

3. 红薯中的膳食纤维含量高，有助于肠道有益菌生长，可抑制有害菌大量繁殖，还可增加粪便的体积，防止胃肠道黏膜病变，预防大肠癌。

4. 红薯内的脱氧异固醇是雌性激素的一种，可抑制乳腺癌与结肠癌的癌细胞生长；红薯所含的神经节苷脂，可引导癌细胞凋亡。

食用效果

1. 红薯富含膳食纤维，能有效刺激肠道蠕动，促进排便，预防便秘。

2. 红薯含有丰富的维生素 A，是维生素 A 的主要食物来源之一，能改善夜盲症，具有明目的功效。

3. 红薯中的黏液蛋白可保护黏膜，促进胆固醇的排泄，能帮助高血压患者有效调节血压，降低心血管疾病的发生率。

食用方法

若将红薯连皮烹调，可保留大部分的维生素 C、维生素 E。

饮食禁忌

1. 不宜生食红薯。生食红薯容易引起打嗝、腹胀等不适症状，因为生红薯含有消化酶抑制剂，会影响人体的消化、吸收。

2. 发芽的红薯不宜吃。发芽的红薯虽不会分泌对人体有害的物质，但淀粉的含量已改变，而因淀粉减少，营养价值也会随之降低。

3. 胃溃疡患者不宜多吃红薯。

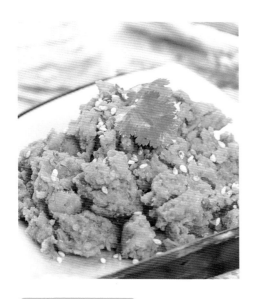

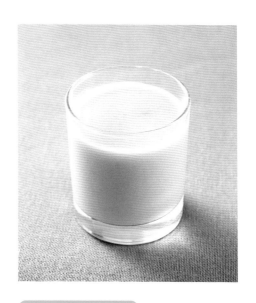

健脾补虚 + 润肠通便

白芝麻红薯

材料：
红薯 500 克，白芝麻 20 克，香菜叶适量

- 热量 469.3 千卡
- 糖类 87.8 克
- 蛋白质 7.2 克
- 脂肪 8 克
- 膳食纤维 10 克

调味料：
白糖、冰糖各 2 克，食用油适量

做法：

❶ 将白芝麻炒香，盛出碾碎；冰糖捣碎；将白芝麻碎和冰糖拌匀备用。

❷ 将红薯去皮，洗净，切成小块，放入锅内蒸熟，稍凉时压成薯泥。

❸ 锅中加油烧热，放入薯泥反复翻炒，炒干后放入白糖，再加入适量食用油，炒成红薯沙，最后撒上白芝麻冰糖渣，点缀上香菜叶即可。

功效解读

　　本品具有健脾补虚、开胃消食、润肠通便的功效，尤其适合体虚便秘、食欲不振的人群食用。

高纤排毒 + 预防癌症

红薯牛奶

材料：
红薯 40 克，高钙脱脂牛奶 4 杯

- 热量 916 千卡
- 糖类 177.4 克
- 蛋白质 39 克
- 脂肪 4.2 克
- 膳食纤维 9.6 克

调味料：
果糖适量

做法：

❶ 将红薯洗净，去皮，切块蒸熟。

❷ 把做法 ❶ 的材料放入榨汁机内，加高钙脱脂牛奶搅拌均匀。

❸ 将做法 ❷ 的材料倒入杯中，视个人口味加入适量果糖调味即可。

功效解读

　　红薯富含膳食纤维，有助于排出人体内废物，预防大肠癌；红薯还富含多酚类和花青素，抗氧化能力强，可清除人体内过多的自由基，预防癌症。

土豆

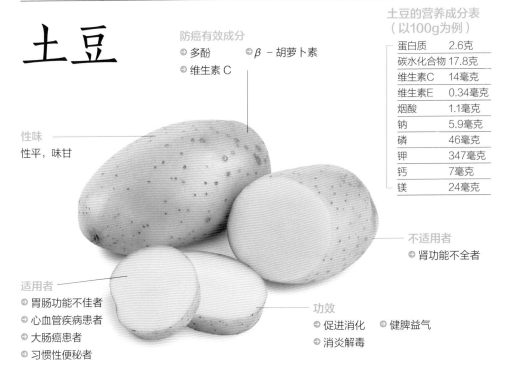

防癌有效成分
- 多酚
- β－胡萝卜素
- 维生素 C

性味
性平，味甘

土豆的营养成分表（以100g为例）

蛋白质	2.6克
碳水化合物	17.8克
维生素C	14毫克
维生素E	0.34毫克
烟酸	1.1毫克
钠	5.9毫克
磷	46毫克
钾	347毫克
钙	7毫克
镁	24毫克

不适用者
- 肾功能不全者

适用者
- 胃肠功能不佳者
- 心血管疾病患者
- 大肠癌患者
- 习惯性便秘者

功效
- 促进消化
- 健脾益气
- 消炎解毒

防癌原理

1. 土豆中丰富的维生素 C 因被淀粉包覆，所以不会因高热而流失，故土豆可抗氧化及防癌。

2. 土豆中的 β－胡萝卜素可抑制癌细胞的生长，延缓癌症恶化。

3. 土豆皮中所含的多酚植化素可抑制自由基，防止自由基与致癌物质结合生成致癌因子，还可防止细胞突变。

食用效果

1. 土豆中的膳食纤维不会刺激胃肠黏膜，可促使益生菌生成。

2. 土豆有健脾益气、消炎解毒的功效，适合患有十二指肠溃疡、慢性胃炎、习惯性便秘和皮肤湿疹等疾病的患者食用。

3. 土豆中的维生素 C 可保持血管弹性，能有效预防心血管疾病。

4. 土豆中的钾离子具有调节血压的作用，可预防脑血管破裂，从而降低脑出血的发病率。

食用方法

土豆可炖、炒、蒸，还可做成沙拉，无论是主菜或配菜都很适合。

饮食禁忌

1. 土豆适合胃肠功能不佳者及心血管疾病患者食用；大肠癌患者、习惯性便秘者可多食用。

2. 已发芽或皮色改变的土豆，含有有毒物质龙葵素，食用容易引发中毒现象，即使去除芽眼也无法去除毒素，请勿食用。

3. 肾功能不全者不宜多食土豆。

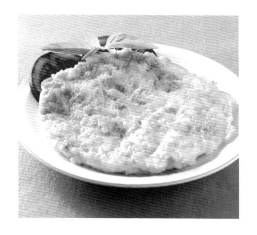

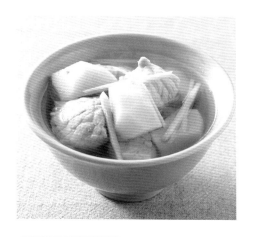

高纤防癌 + 润肠通便

土豆烘蛋

材料：

土豆 600 克，洋葱 250 克，鸡蛋 300 克，高钙脱脂牛奶 1/4 杯，西红柿 2 片，罗勒叶适量

- 热量 986 千卡
- 糖类 96.9 克
- 蛋白质 52.6 克
- 脂肪 42 克
- 膳食纤维 10 克

调味料：

橄榄油 2 小匙，盐适量

做法：

① 将洋葱、土豆洗净，去皮，切丁，再放入油锅炒软。

② 将鸡蛋加入高钙脱脂牛奶用力搅拌至发泡，加盐调匀。

③ 将做法 ② 的材料倒入做法 ① 的材料中。

④ 将做法 ③ 的材料倒入刷了油的平底锅，待其略微凝固、边缘呈金黄色时，转小火焖煮至中心熟透即可，装盘时可加西红柿片和罗勒叶点缀。

功效解读

土豆中的维生素 C 能预防细胞癌变；洋葱含有硫化物，可抑制癌细胞的生长。两者的膳食纤维含量高，能刺激胃肠蠕动。

抗氧化 + 防癌抗癌

土豆排骨汤

材料：

土豆 100 克，排骨 200 克，生姜 2 克，水适量

- 热量 573.1 千卡
- 糖类 18.1 克
- 蛋白质 39 克
- 脂肪 38.3 克
- 膳食纤维 1.5 克

调味料：

盐 5 克，醋 3 毫升，料酒适量

做法：

① 将土豆洗净，削皮，切块；生姜洗净，切丝；排骨洗净，切块，汆烫后沥干备用。

② 将土豆块、排骨块和生姜丝放入锅中，用水煮开，再用小火熬煮半小时，加入所有调味料即可。

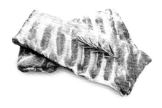

功效解读

土豆中的绿原酸可预防细胞癌变；其所含的维生素 C、维生素 E 与绿原酸产生的抗氧化物协同作用，具有抗氧化和防癌的功效。

英文名：Corn	别名：苞谷、番麦、玉蜀黍	提示：含强力抗氧化剂硒，可抑制细胞癌变

玉米

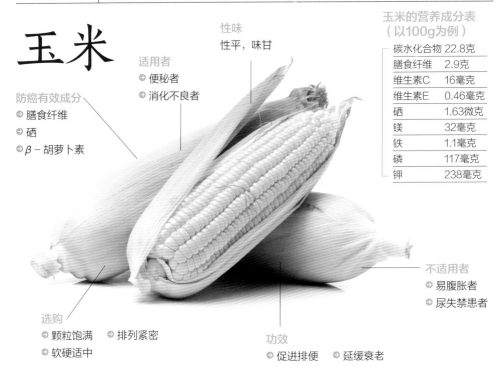

性味
性平，味甘

适用者
◐ 便秘者
◐ 消化不良者

防癌有效成分
◐ 膳食纤维
◐ 硒
◐ β－胡萝卜素

选购
◐ 颗粒饱满　◐ 排列紧密
◐ 软硬适中

功效
◐ 促进排便　◐ 延缓衰老

不适用者
◐ 易腹胀者
◐ 尿失禁患者

玉米的营养成分表
（以100g为例）

碳水化合物	22.8克
膳食纤维	2.9克
维生素C	16毫克
维生素E	0.46毫克
硒	1.63微克
镁	32毫克
铁	1.1毫克
磷	117毫克
钾	238毫克

防癌原理

1. 玉米中所含的硒是一种强力抗氧化剂，能加速体内过氧化物的分解，使恶性肿瘤得不到氧分子，因而具有抑制细胞癌变的作用。

2. 玉米中的 β－胡萝卜素被人体吸收后可转化为维生素 A，能预防癌症的发生。

3. 玉米富含膳食纤维，能刺激胃肠蠕动，加速粪便的排出，以减少致癌物在肠道滞留的时间，可预防大肠癌。

食用效果

1. 玉米有增强脑力、防衰老的功效。玉米中的蛋白质含有大量谷氨酸，能促进脑细胞代谢，故具有强化脑细胞的作用。

2. 黄玉米中的叶黄素和玉米黄质是强力抗氧化剂，能够保护眼睛中的感光区域，预防老年黄斑病变和白内障的发生。

食用保存

1. 玉米要趁新鲜吃，新鲜玉米的各种营养成分都比老玉米高很多。

2. 烹调后的玉米虽然会损失部分维生素C，却能释放出更多的营养物质，如叶黄素、玉米黄质、β－玉米黄质，对癌症等疾病具有预防作用。

3. 存放玉米时，应避免将玉米放在潮湿的环境，因为玉米受潮后容易产生黄曲霉素，食用受潮的玉米会增加致癌率。

饮食宜忌

1. 玉米适合便秘、消化不良的人食用，玉米具有改善动脉硬化及预防高血压的作用。

2. 长期以玉米为主食会造成营养失衡。

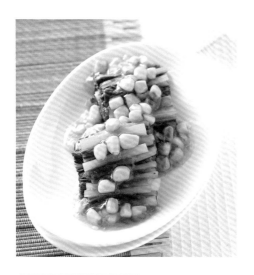

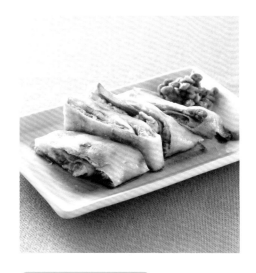

高纤排毒 + 抑制癌细胞

玉米炒油菜

材料:

玉米粒 40 克, 油菜 150 克,
水适量

- 热量 182.4 千卡
- 糖类 38.3 克
- 蛋白质 5.3 克
- 脂肪 0.9 克
- 膳食纤维 2.8 克

调味料:

白糖和盐各 2 克, 胡椒粉 1 克, 酱油 1 小匙,
水淀粉 1 小匙, 食用油适量

做法:

① 将油菜洗净, 切小段。沸水加盐, 将油
菜段汆烫后沥干备用。

② 热锅烧油, 将玉米粒、酱油、白糖和胡
椒粉略炒, 加适量水煮熟, 用水淀粉勾芡。

③ 将做法 ② 的材料淋在做法 ① 的材料上
即可。

功效解读

　　玉米中的硒能加速体内过氧化物的分
解, 使癌细胞得不到氧气的供应, 从而被
抑制; 玉米和油菜中都含有丰富的膳食纤
维, 能促进胃肠蠕动, 加速体内有毒物质的
排出, 可有效预防大肠癌。

高纤清肠 + 预防大肠癌

纳豆玉米蛋饼

材料:

纳豆 60 克, 玉米粒 30
克, 葱花 10 克, 鸡蛋 100
克, 蛋饼皮 2 张

- 热量 618.3 千卡
- 糖类 66.9 克
- 蛋白质 30.9 克
- 脂肪 25.4 克
- 膳食纤维 7 克

调味料:

橄榄油 2 小匙

做法:

① 将纳豆与鸡蛋、玉米粒拌匀备用。

② 炒锅烧热后加油, 放入葱花炒香, 再加
入做法 ① 的材料, 炒熟后盛盘备用。

③ 将蛋饼皮煎熟, 然后将做法 ② 的材料
铺在蛋饼上, 卷起后切块即可盛盘食用。

功效解读

　　玉米含有维生素 C、 β - 胡萝卜素与
膳食纤维, 能促进消化, 防止致癌物质在
人体内形成, 并且有助于排出人体内的废
物, 以预防大肠癌。

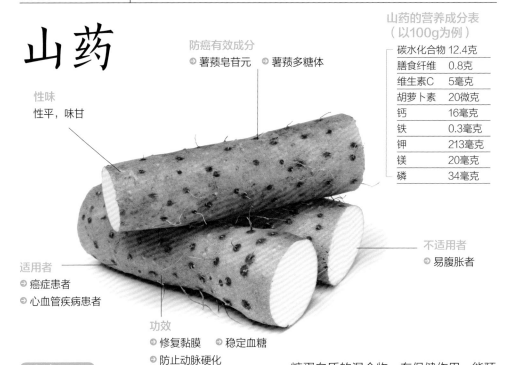

山药

防癌有效成分
◐ 薯蓣皂苷元　◐ 薯蓣多糖体

性味
性平，味甘

山药的营养成分表
（以100g为例）

碳水化合物	12.4克
膳食纤维	0.8克
维生素C	5毫克
胡萝卜素	20微克
钙	16毫克
铁	0.3毫克
钾	213毫克
镁	20毫克
磷	34毫克

不适用者
◐ 易腹胀者

适用者
◐ 癌症患者
◐ 心血管疾病患者

功效
◐ 修复黏膜　◐ 稳定血糖
◐ 防止动脉硬化

防癌原理

1. 山药含有薯蓣皂苷元，实验研究证明，薯蓣皂苷元除了可预防因化学物质引起的肺癌，还可预防因亚硝酸盐引起的细胞癌变。

2. 山药中的薯蓣多糖体可增加"自然杀手"细胞及T淋巴细胞，活化巨噬细胞，产生干扰素，可增强人体免疫力，使淋巴细胞产生抗体，从而抑制癌细胞的生长。

食用效果

1. 山药含有9种人体没有的氨基酸，可为人体提供细胞代谢所需的营养。

2. 山药中的黏液质多糖进入胃肠道后，可促进蛋白质和淀粉的分解和吸收，且黏液质多糖与有机盐结合可保持骨骼和软骨的弹性。

3. 山药含有大量黏蛋白。黏蛋白是一种多糖蛋白质的混合物，有保健作用，能预防心血管系统的脂肪沉积，保持血管弹性，防止动脉硬化。

食用方法

1. 山药既可以熬粥，也可以凉拌、炒菜，还可以榨汁。食用山药时最好去皮，以免产生麻、刺等异常口感。

2. 山药烹调的时间不宜过长，否则，其中所含的淀粉酶易遭到破坏，进而降低促消化的作用。

饮食宜忌

　　易腹胀者不宜食用山药。山药有较好的健脾止泻作用，大量食用会导致胀气。

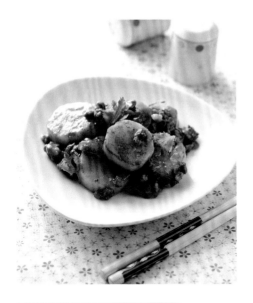

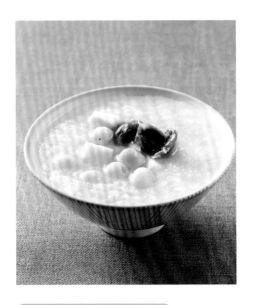

增强抵抗力 + 抑制癌细胞生长

山药炒肉末

材料：

山药 200 克，猪肉末 50
克，香菜 20 克

- 热量 262.4 千卡
- 糖类 30.5 克
- 蛋白质 14.7 克
- 脂肪 10.9 克
- 膳食纤维 2.5 克

调味料：

酱油 1 大匙，白糖 1/2 小匙，胡椒粉 1/6 小匙，醋、橄榄油各 1 小匙

做法：

❶ 将山药洗净，去皮，切圆厚片备用。

❷ 橄榄油入锅烧热，加入猪肉末及酱油、白糖、胡椒粉和醋炒匀备用。

❸ 将山药煎至金黄色，加入做法 ❷ 的材料炒匀盛盘，加入香菜拌匀即可。

功效解读

　　山药含有微量元素有机锗，可抑制癌细胞转移，并具有促进干扰素生成及增加 T 淋巴细胞数量的作用，增强抵抗力，可抑制癌细胞的繁殖。

增强免疫力 + 抑制细胞癌变

山药莲子粥

材料：

山药 100 克，糯米 100
克，莲子 30 克，桂圆肉
30 克，水适量

- 热量 648.9 千卡
- 糖类 138.3 克
- 蛋白质 18.9 克
- 脂肪 3.4 克
- 膳食纤维 4.9 克

调味料：

冰糖 10 克

做法：

❶ 将莲子、桂圆肉洗净，分别浸水泡软；糯米洗净；山药洗净，去皮，切块。

❷ 在锅内放入糯米、莲子及适量清水，用大火煮沸，然后转小火熬煮约 1 小时。

❸ 加入山药块与桂圆肉一起煮，煮熟后加入冰糖，煮至冰糖溶化即可。

功效解读

　　山药富含膳食纤维，可帮助消化，还可促进人体内免疫细胞增殖，并抑制细胞癌变。糯米能改善造血功能，还可保持肠道健康。

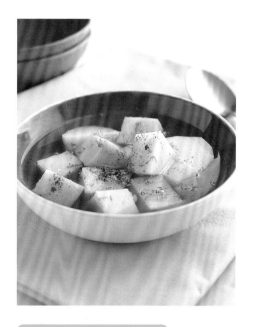

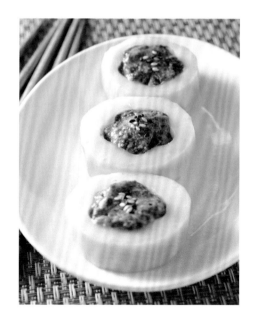

抑制细胞癌变 + 增强免疫力

土豆山药汤

材料：
土豆 60 克，山药 40 克，
欧芹末 1/4 大匙，水适量

- 热量 115.56 千卡
- 糖类 24.75 克
- 蛋白质 2.38 克
- 脂肪 1.06 克
- 膳食纤维 1.3 克

调味料：
盐适量

做法：

① 将土豆、山药洗净，去皮，切块。

② 将土豆块、山药块放入锅中，加水煮熟，加盐调味，撒上欧芹末即可。

功效解读

土豆含有抗坏血酸，可抑制体内自由基的活性，抑制细胞癌变；山药中的薯蓣多糖体可增强人体免疫力，促使淋巴细胞产生抗体，从而抑制癌细胞的生长。

美颜抗衰 + 预防癌症

黄瓜酿紫山药泥

材料：
紫山药 300 克，黄瓜
600 克

- 热量 321 千卡
- 糖类 58.8 克
- 蛋白质 11.1 克
- 脂肪 7.8 克
- 膳食纤维 8.4 克

调味料：
盐适量

做法：

① 将黄瓜去皮，洗净，切小段，中间挖成空心。

② 将紫山药洗净，去皮后蒸熟，压成泥状，再加入盐调味。

③ 将紫山药泥填入黄瓜空心中，上锅蒸熟即可。

功效解读

黄瓜可解毒消肿、增强免疫力，可预防慢性肝炎。黄瓜与紫山药同食，具有美颜抗衰、预防癌症的作用。

第三章
新鲜水果类防癌食材

　　新鲜水果含有丰富的维生素C、维生素E、硫、硒、植化素和β-胡萝卜素等抗氧化剂，能够中和自由基，保护DNA不受伤害。在细胞病变初期，可有效延缓细胞病变。最具代表性的水果有苹果、橘子、柠檬、葡萄、草莓、香蕉等。

　　水果中的β-胡萝卜素、叶酸等化合物具有强大的抗癌作用。美国癌症中心研究显示，柑橘类水果（橘子、柠檬、柚子等）都具有一定的抗癌作用。

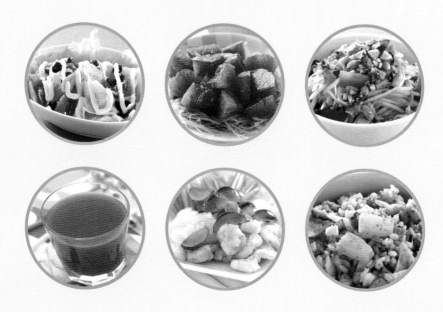

| 英文名：Orange | 别名：印子柑 | 提示：富含维生素C，可保护细胞，对抗自由基 |

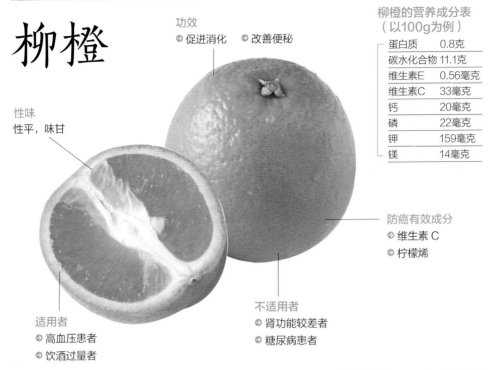

柳橙

功效
- 促进消化
- 改善便秘

性味
性平，味甘

柳橙的营养成分表（以100g为例）

蛋白质	0.8克
碳水化合物	11.1克
维生素E	0.56毫克
维生素C	33毫克
钙	20毫克
磷	22毫克
钾	159毫克
镁	14毫克

防癌有效成分
- 维生素 C
- 柠檬烯

不适用者
- 肾功能较差者
- 糖尿病患者

适用者
- 高血压患者
- 饮酒过量者

防癌原理

1. 柳橙富含维生素 C。维生素 C 是一种抗氧化剂，能清除自由基，具有防癌作用。

2. 柳橙中的柠檬烯可启动人体的排毒机制，抑制癌细胞的生长，有防癌作用。

食用效果

1. 柳橙中的维生素 C 不仅有助于美白，还能帮助人体吸收铁质。

2. 柳橙皮含有抗氧化作用强大的橙皮苷，可保护血管。将柳橙皮晒干后，即为中药陈皮，有化痰止咳的功效。

3. 柳橙中的钾含量高，高血压患者吃柳橙可补充钾离子，排出钠离子，并稳定血压。

4. 柳橙中的苹果酸、柠檬酸等有机酸可增进食欲、促进肠道蠕动。

5. 柳橙皮膜含有维生素 P，不仅有助于维生素 C 的吸收，对由高血压引起的毛细血管破损或眼底出血都有预防的作用。

食用选购

1. 柳橙切块食用，可充分摄取丰富的纤维质，并减少维生素 C 的流失。

2. 挑选柳橙时，最好选择底部有圈印的，这样的柳橙汁多味甜，口感更好。

饮食宜忌

1. 柳橙含钾量高，肾功能较差的人不宜食用。

2. 柳橙的甜度高，糖尿病患者应少吃。

3. 柳橙可改善恶心、呕吐等症状，胸闷的人可以吃。饮酒过量时可多吃柳橙解酒。

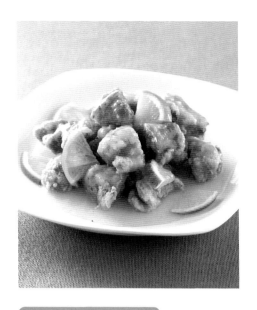

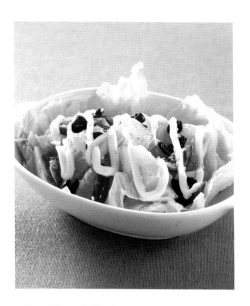

预防乳腺癌 + 预防皮肤癌

橙汁排骨

材料:

排骨 300 克,柳橙 200 克

- 热量 845.5 千卡
- 糖类 28.2 克
- 蛋白质 54.7 克
- 脂肪 57.1 克
- 膳食纤维 0.4 克

调味料:

盐 3 克,白糖 3 克,醋 3 毫升,淀粉 30 克,食用油、水淀粉各适量

做法:

1. 排骨洗净,切块,汆烫,加盐略微腌渍。

2. 排骨块裹上淀粉,入油锅炸至金黄色,沥油捞出。

3. 柳橙对切后,一半榨汁,另一半切成片状。

4. 柳橙汁入锅,加入白糖、醋用小火煮滚,用水淀粉勾芡,淋在排骨上放上柳橙片装饰即可。

功效解读

柳橙中的柠檬苦素具有预防乳腺癌的作用;研究发现,其中的柠檬酸烯具有预防皮肤癌的作用。

清除过氧化物 + 防癌抗癌

蔓橙沙拉

材料:

柳橙 50 克,生菜 10 克,小西红柿 100 克,蔓越莓 100 克

- 热量 181.2 千卡
- 糖类 34.1 克
- 蛋白质 3.6 克
- 脂肪 18.2 克
- 膳食纤维 6.3 克

调味料:

意式沙拉酱 3 大匙,白芝麻适量

做法:

1. 将柳橙去皮、籽,切块;小西红柿洗净,对半切;生菜洗净,手撕成块。

2. 在大碗内依序铺上生菜块、柳橙块、小西红柿块与蔓越莓。

3. 淋上意式沙拉酱,撒上白芝麻即可。

功效解读

柳橙含有柚皮素,可抑制癌细胞的生长;西红柿和柳橙皆富含维生素 C,可清除过氧化物,预防癌症;蔓越莓富含原花青素,能抗肺癌、结肠癌。

柚子

性味
性凉，味酸

适用者
◯ 痰多气喘者

功效
◯ 保护肠道
◯ 稳定血糖

防癌有效成分
◯ 果胶
◯ 柚皮素

不适用者
◯ 胃肠功能不佳者
◯ 正在服用降压药者

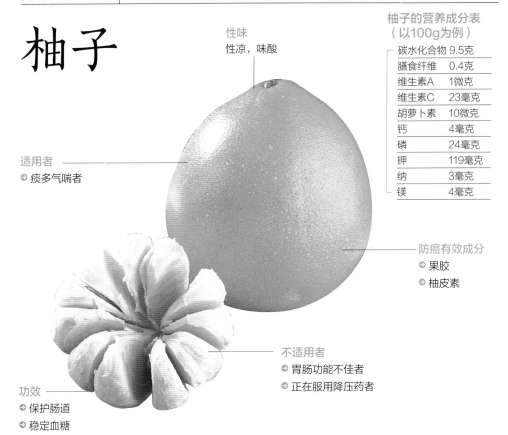

柚子的营养成分表
（以100g为例）

碳水化合物	9.5克
膳食纤维	0.4克
维生素A	1微克
维生素C	23毫克
胡萝卜素	10微克
钙	4毫克
磷	24毫克
钾	119毫克
纳	3毫克
镁	4毫克

防癌原理

❶ 柚子含有柚皮素，可活化抑癌蛋白，抑制癌细胞的生长，具有抗癌功效。

❷ 柚子中的果胶可清除人体内的重金属离子，促进胃肠蠕动，有助于清除体人内的毒素，有防癌功效。

食用效果

❶ 柚子中的柠檬酸可缓解疲劳，缓解身体的酸痛，并增强人体的基础代谢。

❷ 柚子含有维生素 B_2，可促进脂肪代谢，减少脂肪在血液和内脏的囤积。

❸ 食用柚子可促进人体对儿茶素的吸收，有保健的功效。

❹ 中医认为，柚子有化痰止咳、消除腹部胀气、消肿止痛等功效，能缓解腹胀、消化不良、慢性咳嗽、痰多气喘等症状。

柚皮妙用

　　干燥的白色柚皮可作为化学蚊香的天然替代品，不仅驱蚊效果好，而且因为是纯天然的，所以吸入人体也不会有损健康。

饮食禁忌

❶ 胃肠功能欠佳者应少食用柚子。

❷ 服用降压药期间不要吃柚子或饮用柚子汁，否则可能产生血压骤降等不良反应。

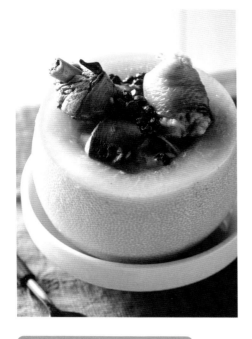

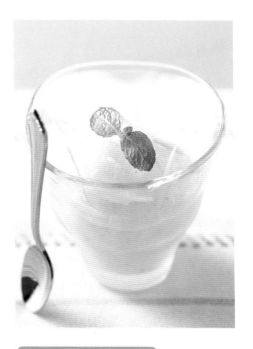

抑制癌细胞生长 + 改善肝炎症状

乌鸡香柚盅

材料：

柚子1个，乌鸡250克，
五味子20克，水2杯

- 热量265千卡
- 糖类6克
- 蛋白质48.3克
- 脂肪6.5克
- 膳食纤维0克

调味料：

盐适量

做法：

1 将柚子从顶端切开，挖出内部的果肉；
乌鸡洗净，切块备用。

2 将乌鸡块和五味子装入柚子内，倒入2
杯水，盖上顶盖，放入大碗中，隔水蒸
50分钟，加盐调味即可食用。

功效解读

柚子中的柚皮素能促进肝细胞再生，增
强肝脏的解毒能力，从而缓解慢性肝炎和肝
硬化症状，还能防止亚硝胺形成，抑制癌细
胞生长。

防癌抗衰老 + 抑制自由基

黄金柚子饮

材料：

柚子果肉500克，柚子皮
屑适量，冷开水100毫升，
冰块适量，薄荷叶2片

- 热量367.4千卡
- 糖类86.5克
- 蛋白质3.1克
- 脂肪1克
- 膳食纤维6克

调味料：

果糖4大匙

做法：

1 柚子果肉切小块，和冷开水、果糖一同
放入榨汁机中，以高速搅打均匀。

2 依序加入柚子皮屑和冰块，搅打均匀，
装杯时放2片薄荷叶点缀。

功效解读

柚子果肉内含有丰富的超氧化物歧化
酶（SOD），能清除人体内的活性氧，可有
效抑制引起细胞衰老、细胞癌变的自由基。

英文名：Grapefruit	别名：西柚、圆柚	提示：富含果胶，可有效排毒，预防胃癌、胰腺癌

葡萄柚

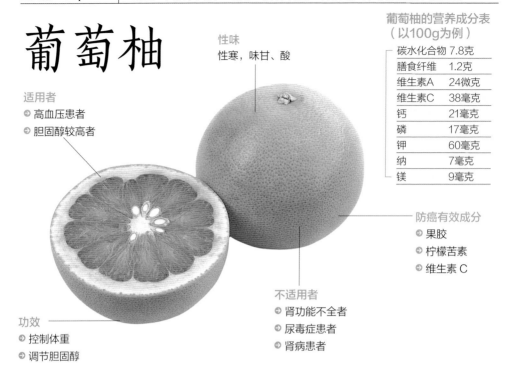

性味
性寒，味甘、酸

适用者
- ⊃ 高血压患者
- ⊃ 胆固醇较高者

功效
- ⊃ 控制体重
- ⊃ 调节胆固醇

防癌有效成分
- ⊃ 果胶
- ⊃ 柠檬苦素
- ⊃ 维生素 C

不适用者
- ⊃ 肾功能不全者
- ⊃ 尿毒症患者
- ⊃ 肾病患者

葡萄柚的营养成分表
（以100g为例）

碳水化合物	7.8克
膳食纤维	1.2克
维生素A	24微克
维生素C	38毫克
钙	21毫克
磷	17毫克
钾	60毫克
纳	7毫克
镁	9毫克

防癌原理

❶ 葡萄柚含有柠檬苦素,有助于排出人体内的毒素,对口腔癌、皮肤癌、肺癌、胃癌、结肠癌和乳腺癌等癌症具有预防作用。

❷ 新鲜葡萄柚汁富含维生素 C，有抗氧化的作用，还可抗病毒。

❸ 葡萄柚果肉中的果胶,对于调节胆固醇有帮助,也有助于预防胃癌、胰腺癌。

食用效果

❶ 葡萄柚含有丰富的叶酸。孕妇在怀孕的第一个月,若能摄入丰富的叶酸,可降低胎儿神经发育异常、恶性贫血及生产畸形儿的概率。

❷ 葡萄柚中的膳食纤维含量丰富,对预防便秘、调节胆固醇很有帮助。

食用选购

❶ 最简单的食用方法是将葡萄柚剖开,用汤匙把果肉挖出,直接食用。还可以将葡萄柚打成果汁饮用。

❷ 挑选葡萄柚时,要选择有柔软感和重量感的,有柔软感的葡萄柚肉多皮薄,感觉较重的葡萄柚为熟果。表面的风纹并不影响果肉的质感。

❸ 烹调菜肴时,不要将葡萄柚与其他食材一起烹煮,建议将其他食材煮熟后,再加入葡萄柚比较好。

饮食禁忌

❶ 食用葡萄柚前后 2 个小时请勿服用药物,无论是中药还是西药。

❷ 葡萄柚属高钾食物,尿毒症患者或肾病患者不宜多吃,以免加重肾脏负担。

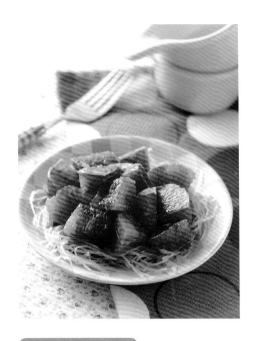

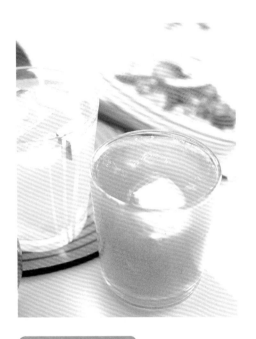

预防肺癌 + 防止便秘

红酒醋拌香柚

材料：
葡萄柚 300 克，粉丝 20 克

● 热量 273 千卡
● 糖类 48 克
● 蛋白质 2.1 克
● 脂肪 9.4 克
● 膳食纤维 3.9 克

调味料：
红酒醋 1 大匙，橄榄油 1 小匙，盐 1/2 小匙，胡椒粉 1/4 小匙

做法：

❶ 将葡萄柚去皮、籽，切块；粉丝泡水至软，切成长段；将所有调味料混合均匀。

❷ 将粉丝铺在盘上，然后将葡萄柚块放在粉丝上，淋上调匀的调味料即可。

功效解读

葡萄柚含有类黄酮柚皮素，实验结果表明，柚皮素具有降低罹患肺癌概率的功效，还可抑制癌细胞的生长；葡萄柚中的膳食纤维含量丰富，对防止便秘、调节胆固醇很有帮助。

高纤防癌 + 清肠排毒

蜂蜜葡萄柚汁

材料：
葡萄柚 50 克，冰块适量

● 热量 313.5 千卡
● 糖类 76.6 克
● 蛋白质 4.2 克
● 脂肪 1.8 克
● 膳食纤维 7.2 克

调味料：
蜂蜜 2 小匙

做法：

❶ 将葡萄柚去皮、籽，切成小块。

❷ 葡萄柚块放入榨汁机中打成果汁，并加入蜂蜜调味即可饮用，加入适量冰块，口感更好。

功效解读

葡萄柚含有丰富的植化素，包括可抑制癌细胞生长的柠檬酸烯、柠檬苦素；蜂蜜具有一定的抗氧化性，可以清除人体自由基、延缓衰老，还能润肠通便，帮助身体排出毒素，预防慢性疾病的发生。

金橘

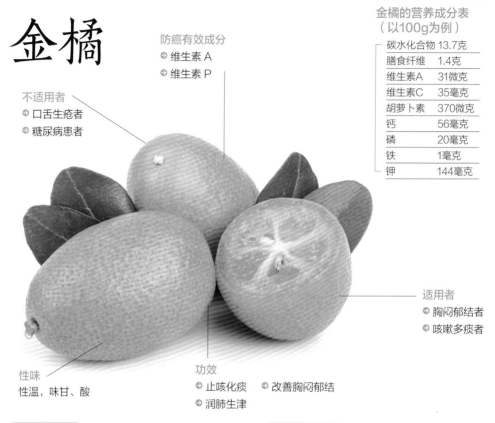

防癌有效成分
○ 维生素 A
○ 维生素 P

不适用者
○ 口舌生疮者
○ 糖尿病患者

金橘的营养成分表（以100g为例）	
碳水化合物	13.7克
膳食纤维	1.4克
维生素A	31微克
维生素C	35毫克
胡萝卜素	370微克
钙	56毫克
磷	20毫克
铁	1毫克
钾	144毫克

适用者
○ 胸闷郁结者
○ 咳嗽多痰者

性味
性温，味甘、酸

功效
○ 止咳化痰　　○ 改善胸闷郁结
○ 润肺生津

防癌原理

❶ 金橘中的维生素 A 含量丰富，可预防血管病变及癌症。

❷ 金橘中的维生素 P 含量丰富，是维护血管健康的重要营养成分，能抗氧化，增强血管弹性。

食用效果

❶ 金橘中的维生素 C 大都在果皮中，故果皮对肝脏的解毒、眼睛的养护及免疫系统的保健等都具有一定的作用。

❷ 金橘富含维生素 A，可预防色素沉着，增加皮肤的光泽与弹性，延缓肌肤老化。

❸ 金橘能理气、止咳、健胃、化痰，可预防哮喘及支气管炎。

食用方法

❶ 将新鲜的金橘压碎，加入生姜片，用热开水浸泡后饮用，可预防风寒咳嗽。

❷ 将金橘晒干后，加食盐腌渍保存。遇饮食胀气或咳嗽气喘等症，用开水冲金橘干饮用，效果很好。

饮食禁忌

❶ 金橘皮所含营养成分丰富，故食之切勿去皮。金橘性温，口舌生疮等病症者不宜食用。糖尿病患者忌食。

❷ 咽痛、咽痒、咳嗽时，喝金橘茶最好不要加糖，因为高糖分容易生痰。

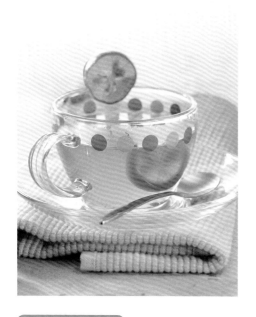

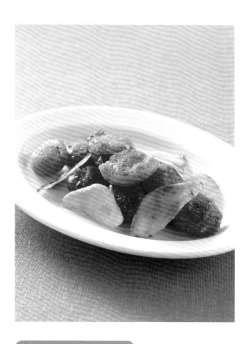

预防癌症 + 抗衰老

金橘柠檬汁

材料:
金橘 5 颗,开水 1 杯

调味料:
柠檬汁、蜂蜜各适量

- 热量 120 千卡
- 糖类 29.4 克
- 蛋白质 1.7 克
- 脂肪 0.5 克
- 膳食纤维 4.7 克

做法:

❶ 将金橘洗净,对半切,榨成汁后加入开水稀释。

❷ 金橘汁中加入柠檬汁及蜂蜜调味,即可饮用。

功效解读

　　属枸橼类水果的金橘,含有丰富的维生素 C,可以清除自由基,预防癌症;金橘中所含的类黄酮植化素还具有抗衰老、消炎、防癌的作用。

预防癌症 + 润肺止咳

生姜橘饼

材料:
甜橘饼 10 个,生姜 2 片

调味料:
食用油 1 大匙

- 热量 186 千卡
- 糖类 11.9 克
- 蛋白质 0.7 克
- 脂肪 15.1 克
- 膳食纤维 0.4 克

做法:

❶ 将食用油倒入锅中烧热,放入生姜片炒香。

❷ 放入甜橘饼,以小火慢慢煎至甜橘饼变色即可。

功效解读

　　金橘含有维生素 C、维生素 P、多酚类、类黄酮和花青素等,可有效预防癌症,对维护心血管功能及预防血管硬化也有一定的作用。生姜有温中散寒、化痰止呕的功效,与金橘同用,可润肺止咳。

柠檬

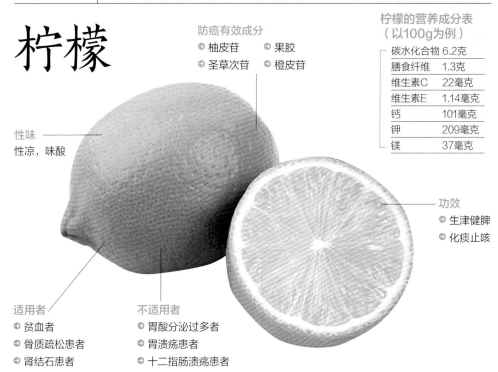

防癌有效成分
- 柚皮苷
- 果胶
- 圣草次苷
- 橙皮苷

柠檬的营养成分表（以100g为例）

碳水化合物	6.2克
膳食纤维	1.3克
维生素C	22毫克
维生素E	1.14毫克
钙	101毫克
钾	209毫克
镁	37毫克

性味
性凉，味酸

功效
- 生津健脾
- 化痰止咳

适用者
- 贫血者
- 骨质疏松患者
- 肾结石患者

不适用者
- 胃酸分泌过多者
- 胃溃疡患者
- 十二指肠溃疡患者

防癌原理

❶ 柠檬中的果胶是一种非淀粉多糖类，属于膳食纤维，对预防直肠癌、冠心病、糖尿病等疾病很有帮助。

❷ 柠檬果肉中的橙皮苷、柚皮苷、圣草次苷都是很好的抗氧化剂，可抗衰老及防止细胞癌变。

食用效果

❶ 柠檬中的柠檬酸能使肠壁易吸收钙质，对预防骨质疏松很有帮助。

❷ 柠檬中所含的苹果酸、奎宁酸具有缓解疲劳紧张及恢复体力的功效。

❸ 柠檬有止咳、化痰、生津、健脾等功效。

❹ 柠檬含有丰富的维生素 C，能防止牙龈红肿、出血，减少黑斑、雀斑，美白肌肤。

❺ 柠檬中的圣草次苷可有效缓解肌肤红肿、刺痒或灼热的敏感症状。

食用方法

不喜欢柠檬酸味的人，不妨在柠檬汁中加一些盐；想减重的人，可在柠檬汁中加入酸奶饮用。

饮食宜忌

❶ 柠檬偏酸，不宜空腹食用。胃酸分泌过多者不宜食用。

❷ 为避免病情加重，胃溃疡患者及十二指肠溃疡患者不宜食用柠檬。

❸ 经常牙龈出血、贫血的人可多食用柠檬；柠檬适合骨质疏松患者、肾结石患者食用。

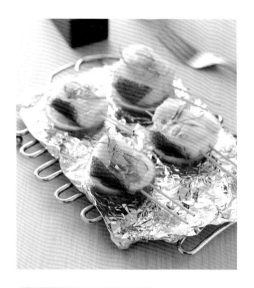

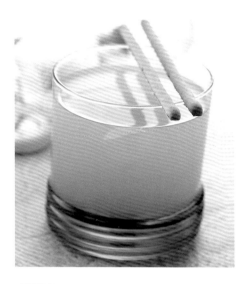

分解致癌物 + 清除自由基

柠檬鳕鱼排

材料：

鳕鱼片 200 克，柠檬 2 个

- 热量 892.5 千卡
- 糖类 9.4 克
- 蛋白质 29.7 克
- 脂肪 79.6 克
- 膳食纤维 1 克

调味料：

低卡奶油 2 小匙，胡椒盐
1 小匙，米酒 2 小匙

做法：

❶ 将鳕鱼片用胡椒盐和米酒腌渍，放在锡
箔纸上；取 1 个柠檬，榨汁，淋在鳕鱼
片上，另将柠檬皮切成条状备用；将另
一个柠檬切片，铺在鳕鱼片下。

❷ 将鳕鱼片用锡箔纸包起来，放入已预热
至 350℃ 的烤箱烤约 20 分钟。

❸ 低卡奶油放入锅中溶化，加入柠檬皮条
炒至酥脆，放在烤好的鳕鱼片上即可。

功效解读

柠檬富含柠檬酸及柠檬油精，可增加
肝脏中的酶，加速分解致癌物；鳕鱼富含
硒，能抗氧化，清除自由基，抵御癌细胞的
侵袭。

防止细胞癌变 + 增强免疫力

活力蔬果汁

材料：

苹果 1/2 个，柠檬 1 个，
生菜 100 克

- 热量 111.8 千卡
- 糖类 27.9 克
- 蛋白质 1.1 克
- 脂肪 0.5 克
- 膳食纤维 2.5 克

调味料：

蜂蜜 1 大匙，冰块适量

做法：

❶ 将苹果洗净后去皮、籽，切块；柠檬洗净，
去籽，切片；生菜洗净备用。

❷ 将做法 ❶ 的材料按柠檬片、生菜、苹果
块的顺序放入榨汁机内，榨成汁后倒入
杯中。

❸ 加入适量蜂蜜和冰块即可饮用。

功效解读

苹果含有果胶、维生素 C 及多酚类化
合物，能增强免疫力；柠檬含有可抗癌的
维生素 C；生菜中的 β - 胡萝卜素能抑制
上皮细胞癌变。

英文名：Papaya	别名：番木瓜、乳瓜	提示：含番木瓜碱，能阻止人体致癌物质亚硝胺的形成

木瓜

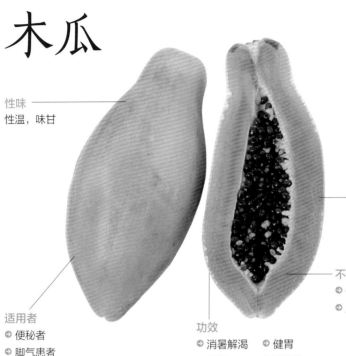

性味
性温，味甘

木瓜的营养成分表
（以100g为例）

碳水化合物	7.2克
膳食纤维	0.5克
维生素C	31毫克
钙	22毫克
磷	11毫克
钾	182毫克
铁	0.6毫克

防癌有效成分
➾ 番木瓜碱
➾ 木瓜蛋白酶

不适用者
➾ 体质虚弱者 ➾ 孕妇
➾ 脾胃虚寒者 ➾ 消化道溃疡患者

适用者
➾ 便秘者
➾ 脚气患者

功效
➾ 消暑解渴 ➾ 健胃
➾ 通便 ➾ 助消化

防癌原理

❶ 木瓜中的番木瓜碱有抗癌的作用，能阻止人体内致癌物质亚硝胺的形成。

❷ 木瓜中的木瓜蛋白酶可助消化、改变肠道菌群内环境，使排便顺畅，有助于调节体质，并预防消化系统病变。

食用效果

❶ 木瓜中的木瓜蛋白酶能分解蛋白质、脂肪，也能分解油脂，使其易于吸收。

❷ 木瓜有健脾胃、助消化、通便、消暑解渴、解酒毒、调血压、消肿、通乳、驱虫等功效。

食用方法

饭后吃木瓜可帮助消化，并能促进脂

肪分解；可将木瓜做成汤品；木瓜与肉类一起炖煮，会使肉质更加鲜嫩。

饮食宜忌

❶ 体质虚弱及脾胃虚寒的人，食用太多木瓜容易腹泻，所以这两类人群不宜多吃木瓜。

❷ 女性怀孕时不宜多食木瓜，避免引起子宫收缩而腹痛。

❸ 消化道溃疡者不宜食用木瓜。木瓜酸味较重，食用后会增加胃酸等消化液的分泌，加重消化道溃疡的症状。

❹ 木瓜对脚气有辅助疗效，脚气患者可多食用。

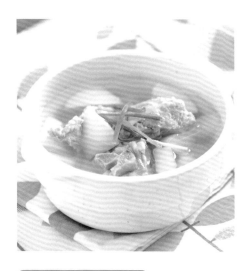

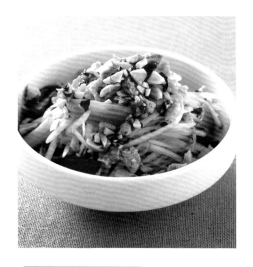

清除活性氧 + 预防癌症

青木瓜排骨汤

材料：

青木瓜 1 个，排骨 220 克，
辣椒 15 克，生姜片 5 克，
水适量

- 热量 588 千卡
- 糖类 68.7 克
- 蛋白质 25.9 克
- 脂肪 23.3 克
- 膳食纤维 9.2 克

调味料：

盐 20 克，料酒 30 毫升

做法：

❶ 将青木瓜去皮、籽，切块；辣椒切丝。

❷ 将排骨洗净，切块，放入沸水中氽烫，取出备用。

❸ 锅中放水煮沸，加入料酒、盐与生姜片，放入排骨块，以大火煮开。

❹ 改成小火将排骨块炖烂，最后加入青木瓜块煮熟，撒上辣椒丝即可。

功效解读

　　木瓜含有抗氧化物质 β - 胡萝卜素，可清除活性氧，预防癌症；木瓜中所含的膳食纤维和维生素 C 可防止亚硝胺的形成，有助于预防细胞癌变。

促进消化 + 保护心血管

凉拌木瓜丝

材料：

青木瓜 150 克，大蒜 2 瓣，
小西红柿 2 个，豇豆 5 克，
泰国椒 1 个，花生碎 30
克，虾米 15 克

- 热量 240.7 千卡
- 糖类 27.5 克
- 蛋白质 14.2 克
- 脂肪 8.2 克
- 膳食纤维 3.7 克

调味料：

酸子酱 30 克，鱼露 15 毫升，柠檬汁 15 毫升

做法：

❶ 将青木瓜洗净，去皮，去瓤，切丝；将大蒜去皮，切末；小西红柿洗净，切瓣；豇豆洗净，切段，入沸水氽烫后捞出；将泰国椒去蒂，洗净，切末备用。

❷ 取一空碗，放入青木瓜丝、大蒜末、小西红柿瓣、豇豆段及泰国椒末，加入调匀的调味料拌匀盛盘，撒上花生碎及虾米即可食用。

功效解读

　　木瓜含有番木瓜碱、木瓜蛋白酶和纤维蛋白酶，可促进脂肪及蛋白质的分解，并具有防癌及保护心血管的功能。

草莓

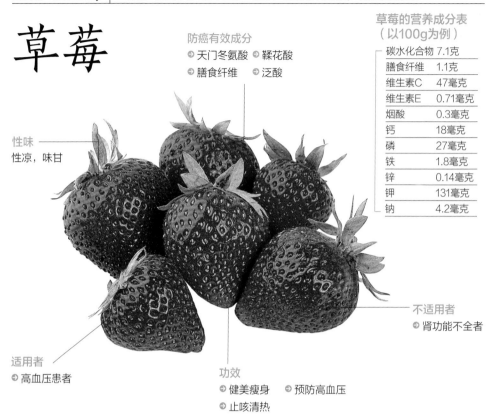

防癌有效成分
- 天门冬氨酸 - 鞣花酸
- 膳食纤维 - 泛酸

性味
性凉，味甘

适用者
- 高血压患者

功效
- 健美瘦身 - 预防高血压
- 止咳清热

不适用者
- 肾功能不全者

草莓的营养成分表（以100g为例）	
碳水化合物	7.1克
膳食纤维	1.1克
维生素C	47毫克
维生素E	0.71毫克
烟酸	0.3毫克
钙	18毫克
磷	27毫克
铁	1.8毫克
锌	0.14毫克
钾	131毫克
钠	4.2毫克

防癌原理

1. 草莓含有抗氧化剂鞣花酸，能保护人体组织，增强人体体质，预防癌症。

2. 草莓中所含的天门冬氨酸可强化人体免疫功能，增强人的体力及耐力。

3. 草莓中的膳食纤维和泛酸协同作用，能帮助人体分解脂肪、调节胆固醇，更能促进肠道蠕动，促使排便顺畅，使致癌物质不易附着而及时排出体外。

食用效果

1. 草莓富含钾，适当地摄取可以保持心肌、泌尿系统、神经系统及消化系统正常运作，且有调节血压的功效。

2. 草莓中的天门冬氨酸有助于健美瘦身，故欧美地区又称草莓为"苗条果"。

3. 草莓具有清热、利咽生津、健脾养胃、滋阴补血等功效。

食用方法

1. 草莓含有丰富的维生素 C，最好生吃，因为加热会破坏维生素 C。

2. 草莓表皮脆弱，应轻轻冲洗，洗后最好马上食用完。

饮食禁忌

草莓含钾量高，有肾病的患者不宜多食。

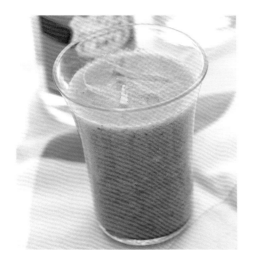
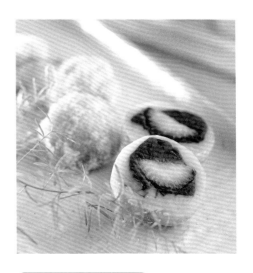

预防癌症 + 清除自由基

莓果西红柿汁

材料：

草莓、小西红柿各 50 克，柠檬 75 克，冷开水半杯

● 热量 87.8 千卡
● 糖类 21.5 克
● 蛋白质 1.2 克
● 脂肪 0.3 克
● 膳食纤维 1.8 克

调味料：

蜂蜜 1 大匙，碎冰适量

做法：

❶ 将草莓去蒂，洗净，切块；将小西红柿去蒂，洗净，对半切；将柠檬洗净，去籽，切成小块。

❷ 把做法 ❶ 的材料、水、蜂蜜放入榨汁机中榨成汁。

❸ 将打好的果汁倒入杯中，加入碎冰即可。

功效解读

　　西红柿含有番茄红素，可抑制肿瘤生长；草莓富含维生素 C，可清除人体内的自由基，具有抗癌作用。两者皆富含膳食纤维，可预防大肠癌。

增强免疫力 + 排毒防癌

草莓大福

材料：

糯米粉 300 克，草莓 5 颗，椰蓉适量，红豆馅 50 克，水 1 杯

● 热量 803.9 千卡
● 糖类 169.2 克
● 蛋白质 12.5 克
● 脂肪 7.6 克
● 膳食纤维 5.5 克

调味料：

白糖 3 大匙，麦芽糖 1 大匙，色拉油 1 大匙

做法：

❶ 将糯米粉、水和各种调味料混合，并将粉团揉至均匀光滑备用；草莓去蒂，洗净。

❷ 将做法 ❶ 的粉团放至蒸盘，用蒸锅蒸熟后，取出放凉备用。

❸ 将做法 ❷ 的粉团切成数等份，包入红豆馅及草莓，蘸上椰蓉即可。

功效解读

　　草莓富含维生素 C，可以抑制过氧化物生成，清除人体内的自由基，并减少人体内正常细胞癌变的概率，有抗癌与增强免疫力的功效。

英文名：Apple	别名：超凡子、滔婆	提示：富含膳食纤维，可促进排便，降低患大肠癌的风险

苹果

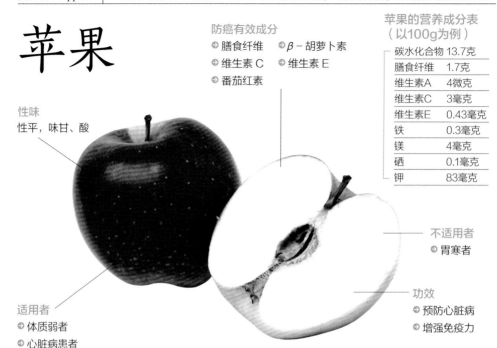

防癌有效成分
- 膳食纤维
- β－胡萝卜素
- 维生素 C
- 维生素 E
- 番茄红素

苹果的营养成分表（以100g为例）

碳水化合物	13.7克
膳食纤维	1.7克
维生素A	4微克
维生素C	3毫克
维生素E	0.43毫克
铁	0.3毫克
镁	4毫克
硒	0.1毫克
钾	83毫克

性味
性平，味甘、酸

不适用者
- 胃寒者

功效
- 预防心脏病
- 增强免疫力

适用者
- 体质弱者
- 心脏病患者

防癌原理

1 苹果含有多种抗氧化物，如维生素 C、维生素 E、β－胡萝卜素、番茄红素等，可使细胞不易癌变，防止细胞被活性氧伤害，进而预防癌症。

2 苹果中的膳食纤维能清除肠道中的致癌物质；还能促进胃肠蠕动，有助于清除人体内的废物与毒素，避免亚硝胺在人体内形成，具有防癌的功效。

食用效果

1 苹果含有丰富的叶酸，可有效预防心脏病。

2 苹果中的维生素 C 有助于消除皮肤上的雀斑、黑斑，保持皮肤细嫩红润。

3 苹果中含有能增强骨质的矿物质——硼与锰，可预防骨质疏松。

食用选购

1 苹果削皮后，可用盐水或柠檬水浸泡，以防止氧化变色，避免营养流失。

2 早餐吃苹果可促进磷的吸收，对脑力工作者及血压高的人很有帮助。

3 应挑选大小适中，果皮薄细，色泽鲜艳，果肉脆嫩，汁多味香甜，无虫眼及损伤的苹果。

饮食宜忌

1 胃寒者不宜食用苹果。

2 苹果含糖量高，食用后应注意清洁牙齿，以免出现龋齿。

58

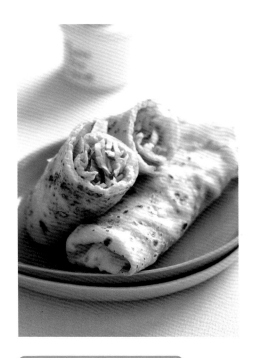

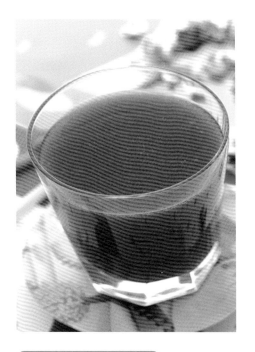

预防乳腺癌 + 抑制癌细胞生长

香甜苹果卷饼

材料：
苹果 300 克，墨西哥饼皮
2 张，脱脂乳酪 50 克

- 热量 599.9 千卡
- 糖类 118.3 克
- 蛋白质 18.4 克
- 脂肪 7.4 克
- 膳食纤维 5.3 克

调味料：
白糖 2 大匙，肉桂粉 2 小匙

做法：

❶ 将苹果洗净，去皮，去核，切片，加入
调味料拌匀。

❷ 墨西哥饼皮上依序铺上脱脂乳酪和苹
果片。

❸ 将烤箱调至 180℃，烤熟即可。

功效解读

　　苹果含有类黄酮和维生素 C，能抑制
癌细胞的生长，并可预防乳腺癌。肉桂粉
含有可延缓肝癌细胞生长的肉桂醛。

预防大肠癌 + 抑制自由基

樱桃苹果汁

材料：
樱桃 15 个，苹果 100 克，
冷开水半杯，碎冰适量

- 热量 144 千卡
- 糖类 37.1 克
- 蛋白质 1.4 克
- 脂肪 0.7 克
- 膳食纤维 3.5 克

做法：

❶ 将苹果洗净，去皮、核，切丁；樱桃洗净，
去核。

❷ 将做法 ❶ 的材料放入榨汁机中，加冷开
水半杯，榨成汁。

❸ 盛杯后加入适量碎冰，即可饮用。

功效解读

　　樱桃含有维生素 C 及花青素，可抗癌；
苹果含有槲皮素和多酚，能清除人体内的
自由基。两者都富含膳食纤维，可降低罹患
大肠癌的概率。

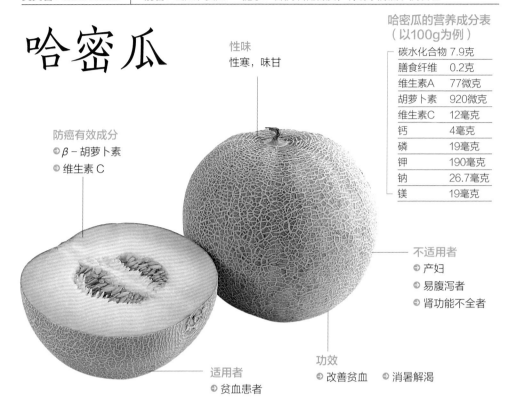

英文名：Hami Melon　　别名：雪瓜、贡瓜　　提示：含抗氧化物质，有助于防癌、抗衰老

哈密瓜

性味
性寒，味甘

防癌有效成分
⊜ β-胡萝卜素
⊜ 维生素 C

哈密瓜的营养成分表（以100g为例）

碳水化合物	7.9克
膳食纤维	0.2克
维生素A	77微克
胡萝卜素	920微克
维生素C	12毫克
钙	4毫克
磷	19毫克
钾	190毫克
钠	26.7毫克
镁	19毫克

不适用者
⊜ 产妇
⊜ 易腹泻者
⊜ 肾功能不全者

适用者
⊜ 贫血患者

功效
⊜ 改善贫血　　⊜ 消暑解渴

防癌原理

1. 哈密瓜含有抗氧化物质 β-胡萝卜素，有助于预防肺癌、乳腺癌、宫颈癌、结肠癌。

2. 哈密瓜中的维生素 C 可防止细胞氧化，并可防止亚硝酸盐与胺类结合形成致癌物质亚硝胺。

食用效果

1. 哈密瓜中的铁能缓解疲劳。铁和 β-胡萝卜素都具有改善贫血的功效。

2. 中医认为，哈密瓜具有利尿、止渴、除闷热、消暑等作用，对缓解发热、中暑、泌尿系感染等病症很有效。

食用保存

1. 若哈密瓜的蒂头或网纹处发霉，或因储藏过久造成果肉变质，不宜食用。

2. 购买到较熟的哈密瓜时，可直接放入冰箱冷藏；购买到不熟的哈密瓜时，则必须先放在室温下催熟。

饮食禁忌

1. 哈密瓜与其他瓜类一样，属寒性水果，易腹泻者及产妇不宜多食。

2. 哈密瓜含有丰富的微量元素钾，故肾功能不全者不宜过量食用。

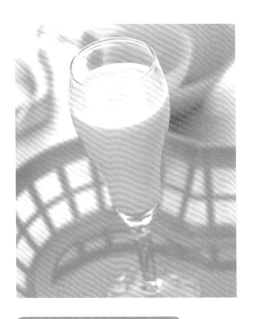

促进致癌物代谢 + 预防大肠癌

哈密瓜牛奶汁

材料:

哈密瓜 600 克, 牛奶 2 杯

● 热量 477.6 千卡
● 糖类 66 克
● 蛋白质 17.4 克
● 脂肪 16 克
● 膳食纤维 4.8 克

做法:

❶ 取哈密瓜果肉, 切块。

❷ 将哈密瓜块和牛奶一起放入榨汁机中搅打成汁即可。

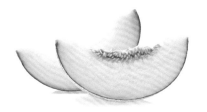

功效解读

哈密瓜含有 β- 胡萝卜素及丰富的维生素 A, 可促进致癌物质的代谢, 抑制致癌物质对人体细胞的伤害, 还可预防结肠癌及直肠癌。

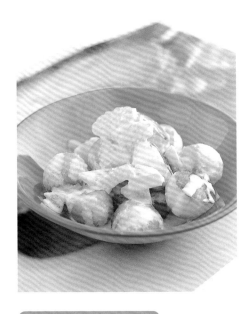

抗氧化 + 抑制癌细胞生长

哈密瓜沙拉

材料:

哈密瓜球、苹果球各 70 克, 橙子果粒 1 大匙

● 热量 177.8 千卡
● 糖类 35 克
● 蛋白质 5.4 克
● 脂肪 3.3 克
● 膳食纤维 4.6 克

调味料:

低脂酸奶 5 大匙, 柠檬汁 2 小匙

做法:

❶ 将调味料放入小碗中搅拌均匀。

❷ 将所有食材摆盘, 淋上调味料拌匀即可。

功效解读

哈密瓜含有的叶黄素与玉米黄质都是天然的抗氧化剂, 可抑制癌细胞恶化, 并可抑制癌细胞的复制能力; 苹果含有类黄酮和维生素 C, 能抑制癌细胞的生长; 橙子含有柚皮素, 也可抑制癌细胞的生长。

猕猴桃

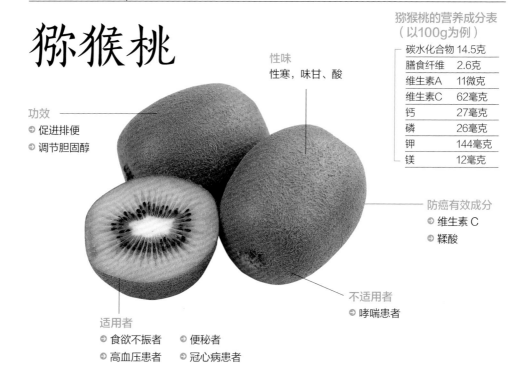

性味
性寒，味甘、酸

功效
◦ 促进排便
◦ 调节胆固醇

猕猴桃的营养成分表
（以100g为例）

碳水化合物	14.5克
膳食纤维	2.6克
维生素A	11微克
维生素C	62毫克
钙	27毫克
磷	26毫克
钾	144毫克
镁	12毫克

防癌有效成分
◦ 维生素C
◦ 鞣酸

不适用者
◦ 哮喘患者

适用者
◦ 食欲不振者　　◦ 便秘者
◦ 高血压患者　　◦ 冠心病患者

防癌原理

1. 猕猴桃含有丰富的维生素C，可增强人体的免疫力，抑制致癌因子亚硝胺的形成，还可防止活性氧和致癌物质伤害人体的细胞，并可预防胃癌、食管癌、肝癌及直肠癌。

2. 猕猴桃中的鞣酸含量高，对抗病毒强而有力，能保护正常细胞组织的功能，使病毒无法侵害正常细胞。

食用效果

1. 猕猴桃中的膳食纤维有1/3是果胶。果胶可调节血液中胆固醇的含量，具有预防心脏病、高胆固醇血症的功效。

2. 猕猴桃含有丰富的钙质。钙质具有促使神经传导和镇定的作用，可提高睡眠质量。

3. 猕猴桃含有大量镁。镁是神经传导物质不可缺少的元素，故猕猴桃可调节神经功能。

4. 猕猴桃富含膳食纤维，具有促进排便的功效。

食用方法

选择成熟、有弹性的猕猴桃；吃猕猴桃时，可将猕猴桃对切并用汤匙取食，若怕酸可加些果糖。

饮食宜忌

1. 先天性哮喘患者或容易食物过敏的人不宜食用猕猴桃，因猕猴桃可能会诱发过敏，导致发热等症状。

2. 猕猴桃适合情绪低落、常吃烧烤、经常便秘、食欲不振、消化不良的人，以及高血压、冠心病等心血管疾病的患者食用。

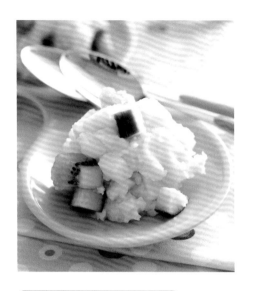

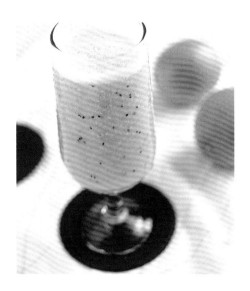

增强免疫力 + 预防心血管疾病

果香土豆泥

材料:

土豆 150 克，猕猴桃、
苹果各 100 克，小黄瓜
75 克，冰水适量

- 热量 310 千卡
- 糖类 60 克
- 蛋白质 6.6 克
- 脂肪 6.4 克
- 膳食纤维 7.6 克

调味料:

橄榄油 1 小匙，牛奶 1 大匙，盐 1/4 小匙

做法:

❶ 将土豆洗净，用刀子划十字，然后将土
豆煮熟。将猕猴桃剥皮，切丁；苹果洗净，
去核，切丁；小黄瓜洗净，切丁。

❷ 把土豆泡入冰水中，取出去皮，然后捣
成泥。

❸ 将土豆泥与调味料搅拌均匀，加入其他
材料即可。

功效解读

　　苹果可防癌、抗衰老，还可预防心血管
疾病；猕猴桃可美白肌肤、增强免疫力、增
进食欲；小黄瓜能利尿消肿，还能使皮肤柔
润光滑。

抗氧化 + 预防大肠癌

柳橙猕猴桃汁

材料:

猕猴桃 100 克，橙子 50
克，菠萝 600 克

- 热量 243.9 千卡
- 糖类 55.8 克
- 蛋白质 3.4 克
- 脂肪 2.2 克
- 膳食纤维 9.2 克

调味料:

蜂蜜 1 大匙，碎冰适量

做法:

❶ 将猕猴桃洗净，去皮，切块；菠萝去皮，
切块；橙子洗净后切块。

❷ 将猕猴桃块、橙子块、菠萝块和蜂蜜放
入榨汁机内榨成汁，加入碎冰即可饮用。

功效解读

　　猕猴桃和橙子含有维生素 C，可抗氧
化；橙子可抑制致癌物质亚硝酸盐的产生；
菠萝含有膳食纤维，能促进人体排出废物，
预防大肠癌。

英文名：Watermelon　｜　别名：水瓜、寒瓜　　提示：有助于产生抗体，进而抑制癌细胞的生长

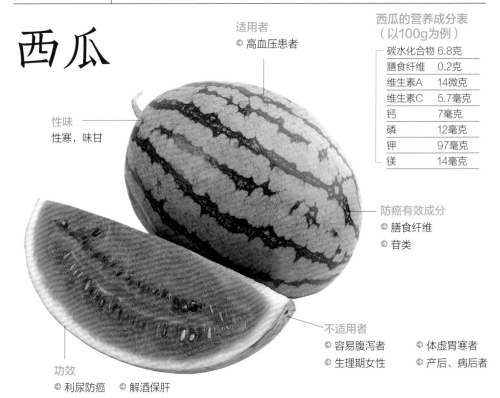

西瓜

性味
性寒，味甘

适用者
➲ 高血压患者

功效
➲ 利尿防癌　　➲ 解酒保肝

防癌有效成分
➲ 膳食纤维
➲ 苷类

不适用者
➲ 容易腹泻者　　➲ 体虚胃寒者
➲ 生理期女性　　➲ 产后、病后者

西瓜的营养成分表（以100g为例）

碳水化合物	6.8克
膳食纤维	0.2克
维生素A	14微克
维生素C	5.7毫克
钙	7毫克
磷	12毫克
钾	97毫克
镁	14毫克

防癌原理

❶ 西瓜的瓜肉及瓜皮含有丰富的膳食纤维，能强化肠道功能，使排便通畅，有效预防大肠癌。

❷ 西瓜中的苷类可活化人体内的"自然杀手"细胞、T淋巴细胞及巨噬细胞，有助于产生抗体，进而抑制癌细胞的生长。

食用效果

❶ 西瓜的瓜肉含有瓜氨酸、精氨酸等活性成分，有助于舒张血管，对调节血压很有帮助。

❷ 红肉西瓜的瓜瓤含有维生素A、维生素C，以及番茄红素、β－胡萝卜素，均为强力抗氧化剂，能抑制活性氧产生及细胞突变，并修复受损的细胞。

❸ 黄肉西瓜含有叶黄素，能促使癌细胞良性分化；黄肉西瓜中所含的生物碱，可抑制癌细胞的生长。

食用方法

夏季天气炎热，常出现精神不振或食欲不振的情况，此时吃一些西瓜的白瓤，即可缓解症状。

饮食宜忌

❶ 西瓜利尿作用强，建议晚餐后或睡前少吃，以免夜里尿频。

❷ 西瓜偏寒，生理期女性最好少吃。

❸ 体虚胃寒及容易腹泻的人不应多食；产后或病后的人也不适合多吃。

64

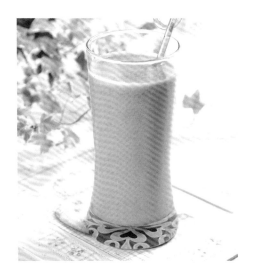

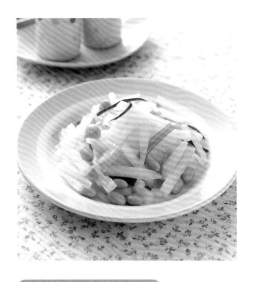

抗氧化 + 抑制细胞癌变

西瓜牛奶汁

材料：
西瓜 200 克，牛奶 2 杯

● 热量 322.2 千卡
● 糖类 32.4 克
● 蛋白质 14.4 克
● 脂肪 15 克
● 膳食纤维 0.6 克

做法：

❶ 将西瓜去皮，切块。

❷ 将西瓜块和牛奶一起放入榨汁机内打匀即可。

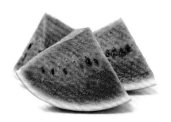

功效解读

　　西瓜含有的谷胱甘肽、番茄红素与 β－胡萝卜素都是强力抗氧化剂，能抑制细胞癌变，修复受损细胞，并减少不正常细胞的增生。

增加抗体 + 抑制细胞突变

西瓜翠衣炒毛豆

材料：
西瓜白瓤 200 克，辣椒
1 个，毛豆 100 克，葱
段 3 克

● 热量 174.3 千卡
● 糖类 20.7 克
● 蛋白质 15 克
● 脂肪 3.5 克
● 膳食纤维 8.3 克

调味料：
酱油 5 毫升，盐 3 克，食用油适量

做法：

❶ 将西瓜白瓤切成细丝；将毛豆洗干净，放在锅中煮熟后捞出；将辣椒洗净，去籽，切成细丝。

❷ 在锅中放油烧热，放入葱段、辣椒丝炒香，加入西瓜白瓤丝一起翻炒。

❸ 加入酱油与盐翻炒，最后放入毛豆略炒后即可。

功效解读

　　西瓜所含的苷类可活化人体内的"自然杀手"细胞、T 淋巴细胞和巨噬细胞，促进人体产生抗体来抑制癌细胞生长；西瓜所含的类胡萝卜素可抑制细胞突变。

葡萄

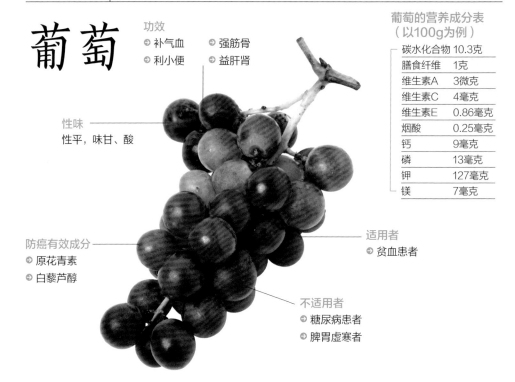

功效
- 补气血
- 强筋骨
- 利小便
- 益肝肾

性味
性平，味甘、酸

防癌有效成分
- 原花青素
- 白藜芦醇

适用者
- 贫血患者

不适用者
- 糖尿病患者
- 脾胃虚寒者

葡萄的营养成分表（以100g为例）	
碳水化合物	10.3克
膳食纤维	1克
维生素A	3微克
维生素C	4毫克
维生素E	0.86毫克
烟酸	0.25毫克
钙	9毫克
磷	13毫克
钾	127毫克
镁	7毫克

防癌原理

1. 葡萄皮内含有白藜芦醇，可抑制癌细胞的生长，还可诱导癌细胞凋亡。

2. 葡萄中的原花青素为强力抗氧化剂，能抑制胆固醇沉积在动脉管壁，使血液流通顺畅，减少正常细胞的氧化性伤害。

食用效果

1. 葡萄酒含有维生素 B_{12}，可改善恶性贫血的症状。

2. 葡萄内含有大量酒石酸，可促进消化。

3. 葡萄中的原花青素可保护胶原蛋白，避免因胶原蛋白受损使皮肤出现皱纹，可有效预防皮肤老化。

4. 中医认为，葡萄无毒，具有补气血、强筋骨、利小便、益肝肾之功效，可改善气血虚弱、肺虚咳嗽、心悸、盗汗、头晕等症状。

食用方法

1. 葡萄以果粒密实、饱满，摇动不易脱蒂，大小均匀硬实，果皮有白色果霜，嗅有香气，皮薄味甜者为佳，将葡萄冲洗干净后即可食用。

2. 葡萄除可直接食用外，还可制成葡萄酒、葡萄干、果汁、汽水、果酱、果冻及果醋等产品食用。

饮食禁忌

1. 因葡萄的含糖量较高，糖尿病患者应少食用。

2. 脾胃虚寒的人不宜食用新鲜葡萄，体质虚弱者最好不要吃新鲜的葡萄。

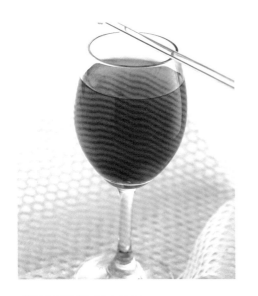

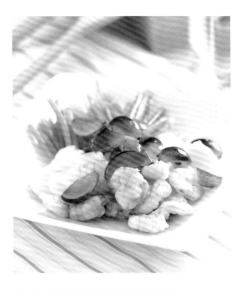

增强免疫力＋排毒抗癌

葡萄苹果汁

材料：

葡萄 50 克，苹果 100 克，
冷开水 1 杯，冰块适量

● 热量 215.4 千卡
● 糖类 55.9 克
● 蛋白质 2 克
● 脂肪 0.7 克
● 膳食纤维 3.9 克

调味料：

蜂蜜 2 小匙，柠檬汁 1 大匙

做法：

❶ 将苹果洗净，削皮，去籽，切成小块；
葡萄洗净，去皮（连皮亦可），留下葡萄籽。

❷ 将葡萄、苹果块、冷开水、柠檬汁与蜂蜜放入榨汁机内榨成汁。

❸ 加入适量冰块即可饮用。

功效解读

　　葡萄含有维生素 C 和多酚化合物，可增强免疫力，可排出体内多余的废物；苹果含有苹果多酚与丰富的果胶，具有抗氧化和抗癌的作用。

强化人体细胞＋防止动脉硬化

葡萄海鲜沙拉

材料：

葡萄 15 颗，乌贼段 50 克，
鲜虾仁 50 克，芹菜 1 根

● 热量 549.5 千卡
● 糖类 52.9 克
● 蛋白质 19.7 克
● 脂肪 30.6 克
● 膳食纤维 1.2 克

调味料：

橄榄油 45 毫升，红酒醋 30 毫升，蜂蜜毫升

做法：

❶ 将葡萄洗干净，切小块；乌贼段和鲜虾仁分别以沸水烫过，捞出放凉；芹菜洗干净，去掉叶片部分，切成小段。

❷ 将芹菜段、乌贼段、鲜虾仁与葡萄块铺在盘中。

❸ 将橄榄油、蜂蜜和红酒醋拌匀，淋在盘上即可。

功效解读

　　葡萄含有葡萄多酚，可清除致癌因子，避免细胞提早衰老及动脉血管硬化，并可抑制癌细胞的生长。

菠萝

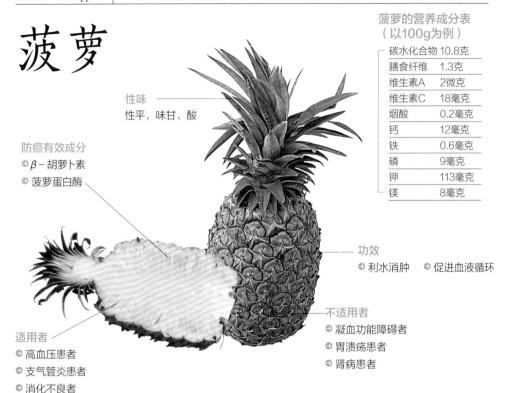

性味
性平，味甘、酸

防癌有效成分
➔ β－胡萝卜素
➔ 菠萝蛋白酶

适用者
➔ 高血压患者
➔ 支气管炎患者
➔ 消化不良者

功效
➔ 利水消肿　➔ 促进血液循环

不适用者
➔ 凝血功能障碍者
➔ 胃溃疡患者
➔ 肾病患者

菠萝的营养成分表
（以100g为例）

碳水化合物	10.8克
膳食纤维	1.3克
维生素A	2微克
维生素C	18毫克
烟酸	0.2毫克
钙	12毫克
铁	0.6毫克
磷	9毫克
钾	113毫克
镁	8毫克

防癌原理

❶ 菠萝含有 β－胡萝卜素，可调节胆固醇，有效预防上皮组织癌变与心血管病变。

❷ 菠萝中的菠萝蛋白酶可分解蛋白质，溶解阻塞于组织中的纤维蛋白及血液凝块，可有效改善局部血液循环，改善水肿及炎症。

食用效果

❶ 菠萝是含钾丰富、含钠极低的水果，有益于血压的控制，可以预防心血管疾病，还可降低脑卒中的发病率。

❷ 中医认为，菠萝具有利尿、清热、消暑、解酒、调节血压等功效，可缓解小便不利、高血压、热咳、咽喉肿痛、支气管炎、消化不良、醉酒等的症状。

食用方法

削菠萝皮时，应注意将皮丁（皮肉间的黑斑点）削掉，将菠萝肉浸泡在盐水中2～3分钟，可减轻食用菠萝后由菠萝蛋白酶引起的不适感。

饮食宜忌

❶ 患有胃溃疡、肾病、凝血功能障碍的人应禁食菠萝。

❷ 对菠萝蛋白酶过敏者，食用菠萝后会出现皮肤发痒等症状，因此，若食用后出现过敏症状，如头晕、呕吐、腹泻、全身发痒等现象，应尽快就医。

❸ 菠萝适合身热烦躁者食用，也适合患有高血压、支气管炎、消化不良的人食用。

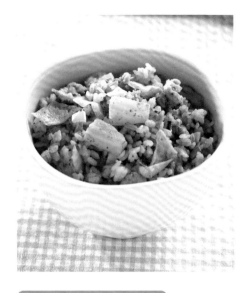

【清除活性氧 + 修复变异细胞】

咖喱菠萝炒饭

材料：

菠萝块、洋葱块各 200 克，猪肉末 150 克，葱末 20 克，鸡蛋 100 克，米饭 450 克

- 热量 1360.6 千卡
- 糖类 171.6 克
- 蛋白质 59.1 克
- 脂肪 48.6 克
- 膳食纤维 8.3 克

调味料：

咖喱粉 2 大匙，盐、胡椒粉、醋、食用油各适量

做法：

❶ 鸡蛋打散成蛋液，烧热油锅，放入葱末爆香，再将蛋液加入炒成蛋花，盛出备用。

❷ 热油锅，放入洋葱块、猪肉末、米饭及剩余调味料加以翻炒后，再将蛋花加进来继续炒。

❸ 放入菠萝块炒至均匀，撒上葱末即可。

功效解读

菠萝中的类黄酮及维生素B₁、维生素E、维生素C 等抗氧化物质，可抑制活性氧产生、清除活性氧，并修复因氧化而受伤或变异的细胞。

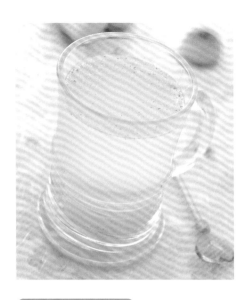

【预防大肠癌 + 抗氧化】

苦瓜菠萝汁

材料：

苦瓜 100 克，菠萝 100 克，苜蓿芽适量，水 1 杯

- 热量 164.6 千卡
- 糖类 40.7 克
- 蛋白质 2.5 克
- 脂肪 0.5 克
- 膳食纤维 3.7 克

调味料：

蜂蜜 2 大匙，柠檬汁 1 小匙

做法：

❶ 将苦瓜洗净，去籽，切块；菠萝去皮，切块备用。

❷ 将全部材料放入榨汁机中，搅打约 40 秒即可。

功效解读

苦瓜能抑制癌细胞的生长；菠萝所含的蛋白酶有助于排出体内废物，预防大肠癌。两者皆含维生素C，可抗氧化和防癌。

梅子

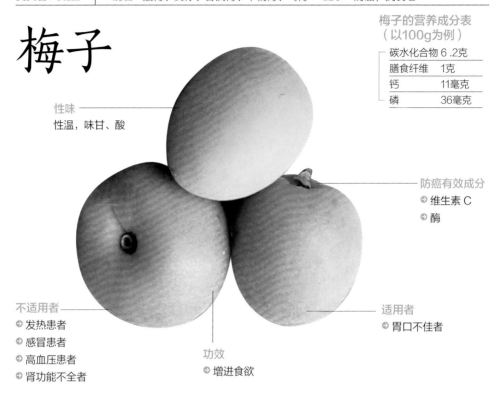

性味
性温，味甘、酸

梅子的营养成分表
（以100g为例）

碳水化合物 6.2克	
膳食纤维	1克
钙	11毫克
磷	36毫克

防癌有效成分
◎ 维生素 C
◎ 酶

不适用者
◎ 发热患者
◎ 感冒患者
◎ 高血压患者
◎ 肾功能不全者

功效
◎ 增进食欲

适用者
◎ 胃口不佳者

防癌原理

❶ 梅子中的酶能促进肠胃蠕动、消除胀气，可改善因积食导致的胃肠不适，且胃肠道蠕动加快可使食物快速消化，加速排出胃肠中的有害物质。

❷ 梅子含有丰富的维生素 C，有助于防止细胞氧化。

食用效果

梅子的酸味能刺激唾液分泌，有开胃、增进食欲的功效。对于胃口不佳的慢性病患者及味觉退化的老年人来说，吃几颗梅子可增进食欲。

食用方法

梅子味道稍苦涩，并含有氰酸毒素，不宜生食，通常以盐渍、糖渍进行加工后再食用。

饮食禁忌

❶ 有发热、感冒症状的人，不宜食用梅子。

❷ 梅子中的钾含量较高，被限制钠、钾摄入量的高血压患者、肾功能不全者，均不宜食用。

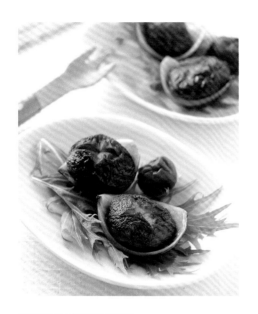

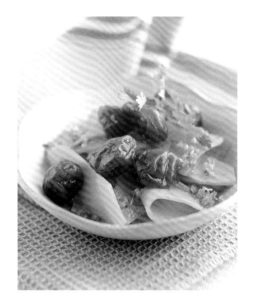

预防癌症 + 增进食欲

酥炸梅肉香菇

材料：

腌渍梅肉 20 克，鲜香菇 20 克，洋葱半颗

- 热量 275.9 千卡
- 糖类 16.8 克
- 蛋白质 2.1 克
- 脂肪 15.2 克
- 膳食纤维 2.4 克

调味料：

盐 7 克，酱油、淀粉各 15 克，食用油适量

做法：

1. 将梅子去核，切丁；香菇洗净，去蒂。
2. 将梅肉加入盐与酱油调味。
3. 将梅肉填入香菇的凹陷处，一一填满。
4. 将淀粉加些水调成淀粉糊，将完成填馅的香菇全部蘸满淀粉糊。
5. 在锅里放油加热，将香菇放入炸熟，捞出后放入洋葱做成的托中即可。

功效解读

梅子含有丰富的维生素、有机酸，以及钙、镁、铁、钾等矿物质，可增进食欲，并预防癌症。

抗氧化 + 预防癌症

梅香南瓜片

材料：

南瓜 200 克，香菜 20 克，紫苏梅 20 克

- 热量 137.4 千卡
- 糖类 30.8 克
- 蛋白质 4.8 克
- 脂肪 0.4 克
- 膳食纤维 3.4 克

调味料：

梅汁 2 小匙，玫瑰甜醋 1 小匙

做法：

1. 将南瓜洗净，切薄片；紫苏梅去籽；香菜洗净，切末备用。
2. 将南瓜片以沸水汆烫约 30 秒，捞出；趁热将梅汁、玫瑰甜醋、紫苏梅和南瓜片搅拌均匀，撒上香菜即可食用。

功效解读

梅子富含维生素 C，可以防止细胞氧化，预防癌症。

橘子

性味
性凉，味甘、酸

功效
- 止咳化痰
- 增强免疫力

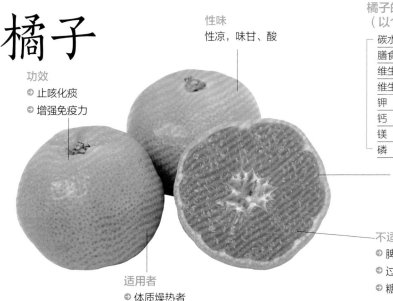

橘子的营养成分表	
（以100g为例）	
碳水化合物	9.8克
膳食纤维	0.7克
维生素A	15微克
维生素C	33毫克
钾	105毫克
钙	42毫克
镁	4毫克
磷	25毫克

防癌有效成分
- 柠檬苦素
- β－玉米黄质

不适用者
- 脾胃虚寒者
- 过敏性哮喘患者
- 糖尿病患者

适用者
- 体质燥热者

防癌原理

① 橘子含有柠檬苦素，橘皮部分的含量尤其高。虽然柠檬苦素使橘子变得味道苦涩，但具有很强的防癌活性，有助于增强人体的免疫力，并能增强人体内解毒酶的活性，促使致癌物质排出体外。

② 橘子中的 β－玉米黄质可抑制致癌物质生成，保护细胞不受伤害。研究显示，β－玉米黄质的抗癌效果比 β－胡萝卜素强。

食用效果

① 橘子中的维生素 C 和 β－胡萝卜素是强效的抗氧化物质，可减缓血管壁的氧化，以保护血管，还可减少胆固醇的沉积。

② 橘子中所含的锌可增进食欲，加速伤口愈合，维持正常免疫功能；再加上橘子中所含的维生素与多酚，可减轻感冒症状。

③ 橘皮中的柠檬烯与挥发油能帮助人体排出体内的痰。

④ 橘子中所含的膳食纤维可促进肠胃蠕动，使排便顺畅。

食用方法

① 将橘子以小火慢烤后食用，具有止咳的功效。

② 橘瓣表面的纤维质中，含有丰富的维生素 P，吃橘子时最好一起吃。

饮食禁忌

① 糖尿病患者不宜食用太多橘子，以免造成饭后血糖过高。

② 橘子性凉，脾胃虚寒者或有过敏性哮喘者最好不要多食用。

③ 橘子含热量较高，如果一次食用过多，就会出现类似"上火"的表现，从而引发口腔炎、牙周炎等症。过多食用柑橘类水果会引起"橘子病"，出现皮肤变黄等症状。

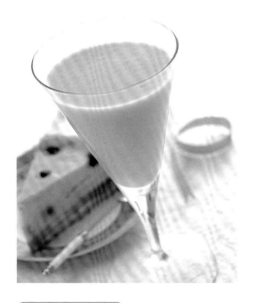

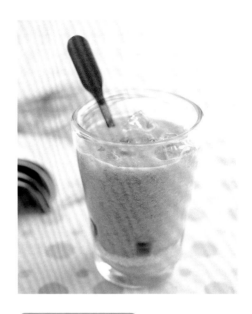

抗氧化 + 预防肺癌

蜜橘酸奶饮

材料:
橘子 200 克,低脂酸奶 1 杯,碎冰适量

● 热量 309.8 千卡	
● 糖类 69.1 克	
● 蛋白质 6 克	
● 脂肪 2.7 克	
● 膳食纤维 3.4 克	

调味料:
蜂蜜 1 大匙

做法:
❶ 将橘子剥皮,去籽。
❷ 将橘子肉、低脂酸奶及蜂蜜倒入榨汁机内榨成汁。
❸ 打开榨汁机的盖,加入碎冰继续搅打均匀,即可盛杯饮用。

抗肿瘤 + 清除活性氧

鲜橘木瓜汁

材料:
橘子 100 克,木瓜 400 克

● 热量 140.7 千卡	
● 糖类 32.2 克	
● 蛋白质 2.1 克	
● 脂肪 0.4 克	
● 膳食纤维 5 克	

调味料:
柠檬汁 4 小匙,蜂蜜 1 大匙

做法:
❶ 将橘子与木瓜洗干净,去皮、籽,切块。
❷ 将橘子块与木瓜块放入榨汁机中打成果汁。
❸ 在果汁中加入柠檬汁与蜂蜜,混合均匀即可饮用。

功效解读

橘子中的类黄酮能抗肺癌、前列腺癌及黑色素瘤;橘子中的维生素 C 和膳食纤维分别可抗氧化及代谢肠道中的废物,预防癌症。

功效解读

橘子中的 β - 玉米黄质可清除活性氧,减少自由基对人体细胞的伤害,还可抑制癌细胞的生长;木瓜中的番木瓜碱也可抗癌。

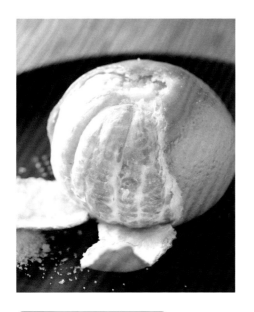

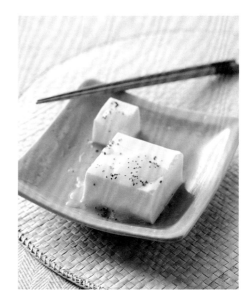

盐烤香橘

材料：
橘子 200 克

调味料：
盐 1/4 小匙

- 热量 80 千卡
- 糖类 20.4 克
- 蛋白质 1 克
- 脂肪 0.4 克
- 膳食纤维 3.4 克

做法：

❶ 将橘子洗净，不用剥皮，在顶端蒂头处切开 1 元硬币大小的开口，塞入盐。

❷ 用铝箔纸包覆橘子，放入烤箱烤 5 分钟。

❸ 烤完的橘子中的盐已溶解至果肉中，把橘子掰瓣，即可食用。

功效解读

　　橘子富含柠檬苦素。研究发现，柠檬苦素具有良好的抗癌活性，能够抑制化学致癌物的生成；橘子中所含的膳食纤维可促进胃肠蠕动，使排便顺畅。

橘醋嫩豆腐

材料：
嫩豆腐 100 克

调味料：
橘子汁半杯，糯米醋 1 大匙，白糖 2 小匙，橄榄油 1 小匙，黑胡椒粗粒适量

- 热量 186.7 千卡
- 糖类 18.9 克
- 蛋白质 8.6 克
- 脂肪 8.5 克
- 膳食纤维 0.6 克

做法：

❶ 将嫩豆腐切大块备用。

❷ 将橘子汁、糯米醋、白糖和橄榄油拌匀，加入黑胡椒粗粒拌匀。

❸ 将做法 ❷ 的调味料淋到做法 ❶ 的材料上即可。

功效解读

　　豆腐所含的卵磷脂能保护血管内皮细胞。橘子汁中的类黄酮物质有抗氧化作用，有助于预防结肠癌和直肠癌。

第四章
营养豆类及芽菜类防癌食材

豆类有黄豆、黑豆、红豆、绿豆等，大多数人较常摄取的是黄豆制品，如豆腐、豆干等。

植物在发芽期间所含的营养成分最丰富，研究发现，植物发芽期间维生素E的含量是成熟后的3倍多。生活中，以绿豆、红豆、大豆的豆芽菜，嫩豌豆苗，苜蓿芽等最常见，这些都属芽菜类。

无论是新鲜豆类、豆制品或芽菜类，大都含有丰富的蛋白质、维生素、矿物质、膳食纤维，以及其他植化素，如植物性雌激素、卵磷脂、皂苷等。

对更年期妇女来说，这些种类的食材可缓解更年期的不适症状。摄入富含植物性雌激素的黄豆，可改善心血管疾病的症状，增加骨密度，还可缓解更年期综合征的症状。

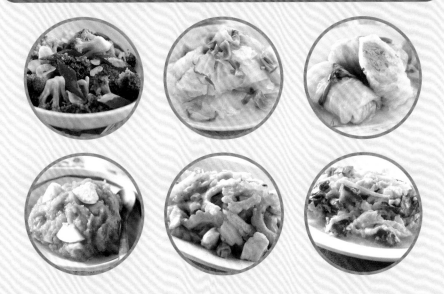

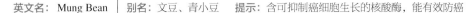

绿豆

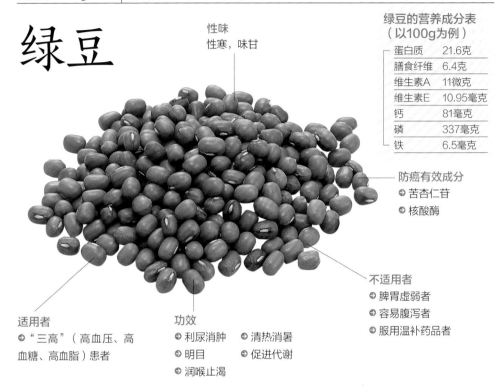

性味
性寒，味甘

绿豆的营养成分表（以100g为例）

蛋白质	21.6克
膳食纤维	6.4克
维生素A	11微克
维生素E	10.95毫克
钙	81毫克
磷	337毫克
铁	6.5毫克

防癌有效成分
● 苦杏仁苷
● 核酸酶

不适用者
● 脾胃虚弱者
● 容易腹泻者
● 服用温补药品者

适用者
● "三高"（高血压、高血糖、高血脂）患者

功效
● 利尿消肿　● 清热消暑
● 明目　　　● 促进代谢
● 润喉止渴

防癌原理

① 绿豆中的苦杏仁苷能协助人体将毒素从尿液排出体外，使癌细胞无法生长、繁殖，从而产生抗癌的效果。

② 绿豆含有可抑制癌细胞生长的核酸酶。核酸酶可抑制人体内的癌细胞生长，从而达到防癌抗癌的效果。

食用效果

① 绿豆性寒，味甘，入心、胃两经，有利尿消肿、清热消暑、润喉止渴及明目、调节血压等功效，主治中暑、咽喉炎。

② 绿豆可调节胆固醇，还具有保肝及抗过敏的作用。

③ 绿豆具强力解毒功效，可解除多种生活环境中的毒素；绿豆中所含的膳食纤维

有助于人体内毒素的排出，可促进人体正常代谢。

食用使用

① 绿豆有解毒效果，绿豆汤是不错的食用方法，也可用豆浆机自制绿豆浆，排毒效果也不错。

② 民间有使用绿豆做枕头的习俗，长期使用绿豆枕头，具有醒脑明目之功效。如用绿豆皮充作枕芯，效果更佳。

饮食宜忌

① 绿豆具有清热解毒、清暑益气、止渴、利尿、抗菌、抗过敏、调节血脂、护肾等作用，一般人群都可食用。

② 容易腹泻及正在服用温补药品的人，不宜食用绿豆。脾胃虚弱者不宜大量食用。

冬瓜绿豆汤

材料：
冬瓜200克，绿豆100克，
葱30克，生姜10克，水
适量

- 热量 376.4 千卡
- 糖类 69.1 克
- 蛋白质 24.9 克
- 脂肪 1.4 克
- 膳食纤维 14.5 克

调味料：
盐1小匙

做法：

1. 将生姜洗净，拍碎；葱洗净，打结；绿
   豆洗净，去掉浮于水面的豆皮；将上述
   材料全放入滚水汤锅中炖煮。

2. 将冬瓜去皮，去瓤，洗净，切块，放入
   汤锅内，炖到软但不要烂。

3. 加入盐调味即可。

功效解读

　　绿豆含有丰富的膳食纤维，有助于排出人体内的废物，防止肠道细胞受到自由基的侵害，达到预防癌症的效果。

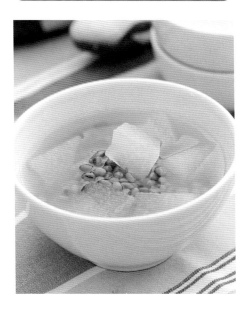

香笋绿豆饭

材料：
竹笋80克，大米1杯，
绿豆1杯，水2杯

- 热量 987.8 千卡
- 糖类 201.4 克
- 蛋白质 39.2 克
- 脂肪 2.8 克
- 膳食纤维 13.6 克

做法：

1. 将竹笋洗净，切成丝备用。

2. 将所有食材洗净后，放入电饭锅中，加
   水煮熟即可。

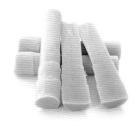

功效解读

　　绿豆含有多种抗氧化成分，如类黄酮、单宁、多酚类等，对由自由基引起的细胞损害及癌细胞，都具有一定的抑制作用。

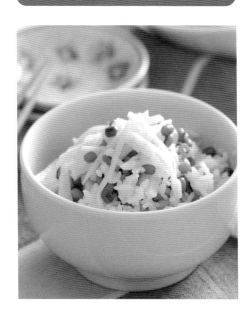

营养豆类及芽菜类防癌食材

红豆

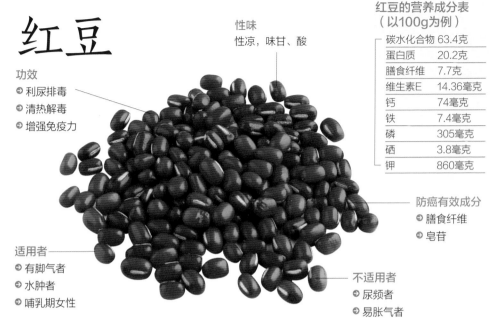

性味
性凉，味甘、酸

功效
- 利尿排毒
- 清热解毒
- 增强免疫力

适用者
- 有脚气者
- 水肿者
- 哺乳期女性

防癌有效成分
- 膳食纤维
- 皂苷

不适用者
- 尿频者
- 易胀气者

红豆的营养成分表（以100g为例）

碳水化合物	63.4克
蛋白质	20.2克
膳食纤维	7.7克
维生素E	14.36毫克
钙	74毫克
铁	7.4毫克
磷	305毫克
硒	3.8毫克
钾	860毫克

防癌原理

　　红豆富含膳食纤维，具有润肠通便的作用，可降低结肠癌、直肠癌的发病率；红豆还能与胆汁酸结合，促使人体内的废物排出体外，减少胆固醇的合成，预防动脉硬化。

食用效果

1. 中医认为，红豆具有利尿消肿、清热解毒、健脾止泻、改善脚气的功效。

2. 红豆中维生素 B_1 的含量丰富，可预防脚气，还可防止乳酸堆积造成的肌肉疲劳，也能使糖分更容易分解，具有减重的功效。

3. 红豆含有丰富的皂苷。皂苷具有刺激肠道的作用，可有效排出人体内的毒素；红豆有良好的利尿效果，可缓解肾炎性水肿者的症状。

4. 红豆含有丰富的铁质。铁能使人气色红润，还可补血、促进血液循环、补充体力、增强免疫力，适合生理期女性食用。

食用方法

1. 红豆与燕麦、薏苡仁等谷类一起烹煮、食用，营养价值更丰富；因红豆中所含的蛋白质为不完全氨基酸，和谷类氨基酸一起食用，可使氨基酸的种类更加丰富，对健康保健也更有帮助。

2. 泡发红豆的水含有皂苷成分，建议用泡红豆的水煮红豆，不要将泡红豆的水倒掉。

饮食宜忌

1. 红豆可利尿，故尿频的人不宜食用。

2. 红豆易使人胀气，在煮红豆时加适量盐，可以有效改善这种不利影响。

3. 红豆宜与其他谷类食品混合食用，适合制成豆沙包、豆饭或豆粥，适合水肿患者、哺乳期女性食用。

红豆薏苡仁汤

材料：
红豆 100 克，薏苡仁 200 克，水适量

调味料：
冰糖 30 克

- 热量 1194.1 千卡
- 糖类 216.7 克
- 蛋白质 50.2 克
- 脂肪 15 克
- 膳食纤维 15.1 克

做法：

❶ 将红豆和薏苡仁洗净，泡软。

❷ 把薏苡仁先放进水中熬煮，待水煮沸后，转小火再熬煮 20 分钟。

❸ 加入红豆熬煮 30 分钟，直到红豆及薏苡仁熟透，加冰糖调味即可。

功效解读

红豆能利尿消肿、排脓解毒，适合活动量少的人食用。红豆和薏苡仁均富含膳食纤维，可促进肠道蠕动，有助于排出人体内的废物，预防大肠癌。

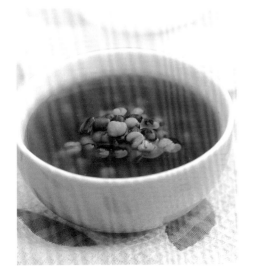

椰汁红豆粥

材料：
莲子 20 克，百合 10 克，红豆 40 克，大米 100 克，椰浆 50 毫升，水 4 杯

调味料：
冰糖 2 大匙

- 热量 727 千卡
- 糖类 156.3 克
- 蛋白质 20.7 克
- 脂肪 0.8 克
- 膳食纤维 6.9 克

做法：

❶ 将所有材料洗净；将红豆泡水至略微胀大，放入蒸锅蒸 30 分钟。

❷ 将大米、百合和莲子倒入电饭锅，加水煮熟，盛出。

❸ 将煮好的粥倒出，加入红豆、椰浆和冰糖，搅拌至冰糖溶化即可。

功效解读

红豆中丰富的膳食纤维有助于人体内有毒物质的排出；其所含的皂苷能抑制自由基对肠道细胞的侵害，具有预防癌症的效果。

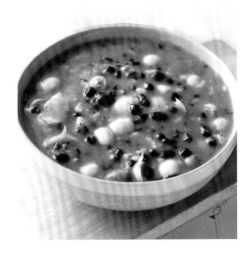

营养豆类及芽菜类防癌食材

黑豆

功效
- 美容养颜
- 调节胆固醇
- 解毒

防癌有效成分
- 花青素
- 异黄酮素

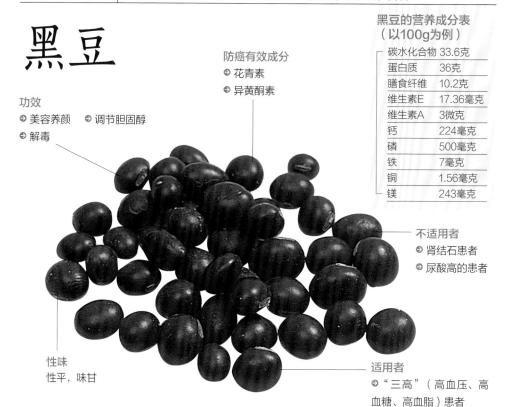

性味
性平，味甘

不适用者
- 肾结石患者
- 尿酸高的患者

适用者
- "三高"（高血压、高血糖、高血脂）患者

黑豆的营养成分表（以100g为例）

碳水化合物	33.6克
蛋白质	36克
膳食纤维	10.2克
维生素E	17.36毫克
维生素A	3微克
钙	224毫克
磷	500毫克
铁	7毫克
铜	1.56毫克
镁	243毫克

防癌原理

❶ 黑豆中的异黄酮素可抑制癌细胞的生长，抑制肿瘤周边血管生成。

❷ 黑豆皮富含的花青素属强力抗氧化物质，可提高人体抵抗癌细胞的能力，进而抑制癌细胞生长。

食用效果

❶ 黑豆中含有多种酶，可净化血液、解毒、消除水肿。常吃黑豆，有美容与改善体形的效果。

❷ 黑豆的豆类植物固醇可抑制人体吸收胆固醇，从而调节血液中胆固醇的含量。

❸ 黑豆中的异黄酮素还可改善骨质疏松的症状，减缓更年期妇女的不适。

❹ 黑豆中所含的卵磷脂可活化脑部细胞，还可促进胆固醇代谢，从而改善高脂血症的症状。

食用方法

建议磨成黑豆浆或黑豆粉食用。

饮食宜忌

❶ 服用中药时，不宜食用黑豆。

❷ 豆类的嘌呤值都很高，黑豆也不例外，所以尿酸高的患者要避免大量食用黑豆。

❸ 最好熟食黑豆，因生食黑豆不易消化，且生黑豆含有胰蛋白酶抑制剂，会降低人体对蛋白质的吸收。

❹ 肾结石患者要避免大量食用黑豆。

养生黑豆浆

材料：
黑豆 100 克，水适量

调味料：
黑糖 2 小匙

- 热量 408 千卡
- 糖类 37.7 克
- 蛋白质 34.7 克
- 脂肪 21 克
- 膳食纤维 18.2 克

做法：

1 将黑豆洗净，泡水一夜。

2 将黑豆和水一同放入破壁机中打碎，滤掉渣滓。

3 将做法 2 的材料煮沸，再依照个人喜好加入黑糖拌匀即可。

功效解读

　　黑豆含有大量钼、硒及皂苷等，这些成分都具有防癌、抗衰老的功效；黑豆中的膳食纤维则可促进胃肠蠕动，预防便秘及大肠癌。

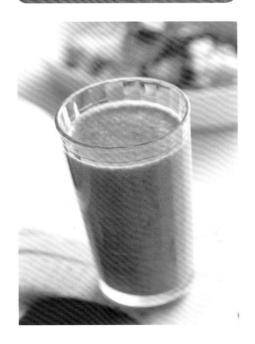

黑豆蜜茶

材料：
黑豆 100 克，水 3 杯

调味料：
蜂蜜 1 大匙

- 热量 59 千卡
- 糖类 12.2 克
- 蛋白质 1.7 克
- 脂肪 0.6 克
- 膳食纤维 0.9 克

做法：

1 将黑豆洗净，干炒至皮裂。

2 将水倒入锅中，煮沸后加入黑豆，转小火煮 10 ~ 15 分钟。

3 待黑豆颜色变深后熄火闷一下，放凉后加入蜂蜜拌匀，饮用前滤掉豆渣。

功效解读

　　黑豆含有丰富的维生素 E、花青素及谷胱甘肽，这些成分除可显著抑制人体血液中的脂肪及低密度脂蛋白的氧化外，亦具有抗癌功效。

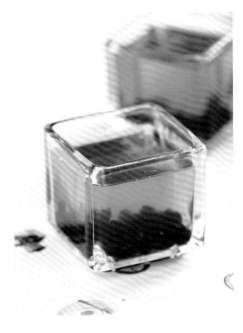

营养豆类及芽菜类防癌食材

豌豆

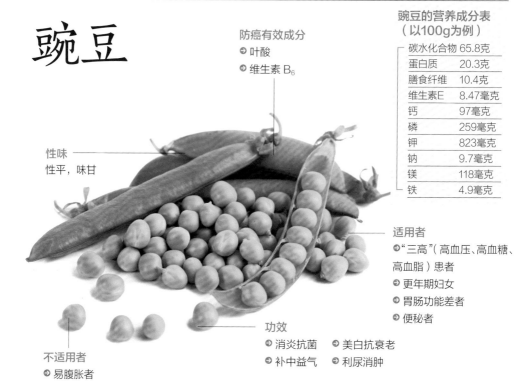

防癌有效成分
- 叶酸
- 维生素 B$_6$

性味
性平，味甘

不适用者
- 易腹胀者

功效
- 消炎抗菌
- 补中益气
- 美白抗衰老
- 利尿消肿

适用者
- "三高"（高血压、高血糖、高血脂）患者
- 更年期妇女
- 胃肠功能差者
- 便秘者

豌豆的营养成分表（以100g为例）	
碳水化合物	65.8克
蛋白质	20.3克
膳食纤维	10.4克
维生素E	8.47毫克
钙	97毫克
磷	259毫克
钾	823毫克
钠	9.7毫克
镁	118毫克
铁	4.9毫克

防癌原理

1. 豌豆含有丰富的叶酸。叶酸可提高维生素 B$_{12}$ 的功效，这两种维生素协同作用，可保护正常的红细胞；豌豆中的叶酸参与核酸和核蛋白的合成，有助于抑制癌细胞的生长。

2. 豌豆中的维生素 B$_6$ 是蛋白质和氨基酸代谢过程中必需的辅助因子，可帮助人体正常代谢，防止致癌物质产生。

食用效果

1. 中医认为，豌豆性平，味甘，入脾、胃、大肠经，具有补中益气、利尿消肿、解疮毒、通乳消胀等功效。

2. 豌豆含有丰富的 β - 胡萝卜素，食用后可在人体内转化为维生素 A，有润肤的作用，皮肤干燥者可多食用。

3. 老年人若中气不足，可以食用豌豆仁煮羊肉，可强精益气。

食用方法

1. 豌豆的种子称为豌豆仁，也常被叫作青豆仁，大多制成冷冻蔬菜或罐头，在超市中常可看到豌豆仁与玉米粒、胡萝卜丁一起成袋包装，方便食用。

2. 甜豌豆适合生食、炒食；为避免影响口感，豌豆荚两侧的茎丝一定要撕去。

饮食宜忌

1. 豌豆不可多食用，多食容易造成腹胀。

2. 豌豆适合更年期妇女食用；便秘者及胃肠功能差者可常食用豌豆；豌豆对癌症患者、高血压患者或动脉硬化患者都有好处。

豌豆荚炒烤麸

材料:

豌豆荚 40 克, 胡萝卜丁 40 克, 烤麸 50 克, 大蒜末 10 克, 水适量

- 热量 131 千卡
- 糖类 9.8 克
- 蛋白质 11.4 克
- 脂肪 5.1 克
- 膳食纤维 3.2 克

调味料:

橄榄油 1 小匙, 盐、酱油、水淀粉各适量

做法:

❶ 将豌豆荚、胡萝卜丁洗净, 氽烫后沥干备用。

❷ 炒锅加热后倒入橄榄油, 炒香大蒜末。

❸ 加入豌豆荚、胡萝卜丁和剩余调味料炒匀。

❹ 加入烤麸炒匀即可。

功效解读

　　豌豆富含维生素 B_6, 可抑制人体致癌物质的产生, 降低癌症的发生率; 胡萝卜中的膳食纤维能预防便秘, 从而降低大肠癌的发病率。

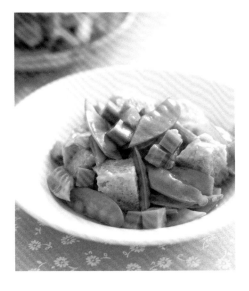

荞麦豌豆粥

材料

荞麦 150 克, 豌豆 120 克, 大米 120 克, 水适量

- 热量 986.4 卡
- 糖类 99 克
- 蛋白质 32.5 克
- 脂肪 5 克
- 膳食纤维 13.9 克

做法:

❶ 将荞麦、豌豆、大米清洗干净。

❷ 把全部材料放入锅中, 一起熬煮成粥即可。

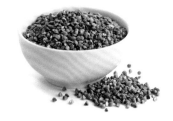

功效解读

　　豌豆富含 β- 胡萝卜素, 能抑制致癌物质的形成和癌细胞的生长; 其所含的膳食纤维能促进胃肠蠕动, 保持排便顺畅, 降低大肠癌的发病率。

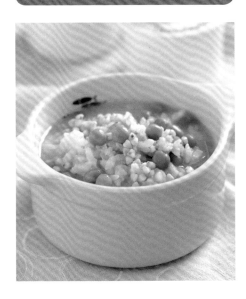

营养豆类及芽菜类防癌食材

黄豆

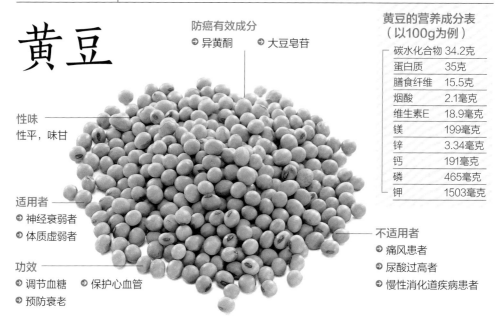

防癌有效成分
- 异黄酮
- 大豆皂苷

性味
性平，味甘

适用者
- 神经衰弱者
- 体质虚弱者

功效
- 调节血糖
- 保护心血管
- 预防衰老

不适用者
- 痛风患者
- 尿酸过高者
- 慢性消化道疾病患者

黄豆的营养成分表（以100g为例）	
碳水化合物	34.2克
蛋白质	35克
膳食纤维	15.5克
烟酸	2.1毫克
维生素E	18.9毫克
镁	199毫克
锌	3.34毫克
钙	191毫克
磷	465毫克
钾	1503毫克

防癌原理

❶ 黄豆中的异黄酮是一种植物性雌激素，可减轻女性更年期的不适症状，并阻止癌细胞周围新血管生成，使癌细胞无法获得养分，从而抑制癌细胞的生长。

❷ 黄豆中的大豆皂苷属强力抗氧化剂，可清除自由基，达到防癌功效；黄豆中的皂苷易和胆酸结合，可保护肠道内膜不受胆酸的刺激与影响，从而预防直肠癌和结肠癌。

食用效果

❶ 黄豆富含卵磷脂，卵磷脂又称"血管清道夫"，卵磷脂可清除血管壁上的胆固醇，防止血管硬化，还可保护神经系统，增强记忆力。

❷ 黄豆中的磷对神经衰弱者及体质虚弱者有益。

❸ 黄豆中的蛋白质能有效降低低密度脂蛋白水平，提高高密度脂蛋白水平，保护心血管。

❹ 黄豆中的铁对缺铁性贫血患者很有帮助。

食用方法

因整颗黄豆不易消化，建议食用黄豆类制品，如豆浆、豆腐等，以利于消化。

饮食宜忌

❶ 将黄豆制成豆浆时，应煮熟饮用，生豆浆含有皂苷和抗胰蛋白酶等成分，直接饮用易出现恶心、呕吐、腹胀、腹痛、腹泻、头晕、头痛等现象。豆浆需煮沸约5分钟才能将其破坏。

❷ 痛风患者或高尿酸血症患者不宜直接食用黄豆，可食用嘌呤含量较低的黄豆制品。

❸ 黄豆在消化吸收过程中会产生过多的气体，造成腹胀，故有慢性消化道疾病的人应尽量少食。

西红柿炒黄豆

材料:
西红柿 50 克,黄豆 20 克,
洋葱 50 克,鸡蛋 50 克,
水 50 毫升

● 热量 394.1 千卡
● 糖类 34.2 克
● 蛋白质 14.5 克
● 脂肪 23.2 克
● 膳食纤维 4.8 克

调味料:
橄榄油 2 小匙,盐、白糖各 1 匙,番茄酱
20 克

做法:

❶ 将所有材料洗净。黄豆煮熟;西红柿去
皮,切块;洋葱切丁;鸡蛋打散成蛋液。

❷ 热油锅,先放入洋葱丁和黄豆,炒至洋
葱丁变软。

❸ 加水、西红柿块、鸡蛋及调味料,将火
调小,炒约 10 分钟即可。

功效解读

　　研究发现,食用黄豆多的女性罹患乳
腺癌的概率较低。食用黄豆还能预防心血
管疾病;西红柿富含番茄红素,可抑制细
胞癌变及肿瘤生长。

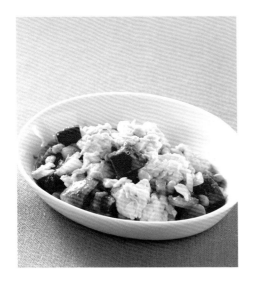

黄豆排骨汤

材料:
排骨块 60 克,黄花菜、
黄豆各 30 克,水适量

● 热量 274.2 千卡
● 糖类 11.9 克
● 蛋白质 22.2 克
● 脂肪 16.1 克
● 膳食纤维 5.5 克

调味料:
盐适量

做法:

❶ 将黄豆洗净,用水泡软;黄花菜去根部,
洗净备用。

❷ 将排骨块放入热水中汆烫,去血水后捞
出备用。

❸ 锅内放入黄豆、黄花菜、排骨块,加水
淹过排骨块后焖煮至熟,起锅前加盐调
味即可。

功效解读

　　黄花菜富含维生素 A 及膳食纤维,前
者可抑制细胞突变为癌细胞,后者能够清
除肠道中的废物;黄花菜搭配有高抗氧化
力的黄豆,也具有防癌功效。

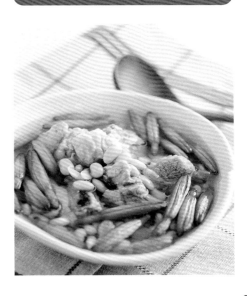

营养豆类及芽菜类防癌食材

苜蓿芽

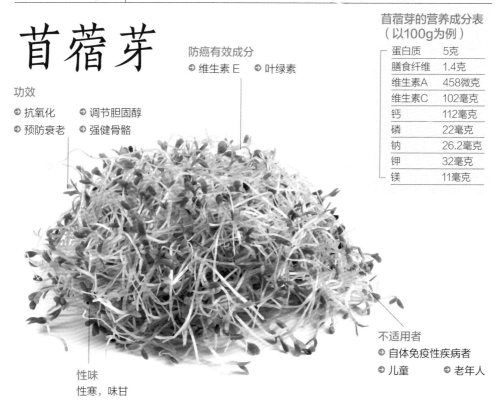

防癌有效成分
◎ 维生素 E ◎ 叶绿素

功效
◎ 抗氧化 ◎ 调节胆固醇
◎ 预防衰老 ◎ 强健骨骼

性味
性寒，味甘

不适用者
◎ 自体免疫性疾病者
◎ 儿童 ◎ 老年人

苜蓿芽的营养成分表（以100g为例）

蛋白质	5克
膳食纤维	1.4克
维生素A	458微克
维生素C	102毫克
钙	112毫克
磷	22毫克
钠	26.2毫克
钾	32毫克
镁	11毫克

防癌原理

❶ 苜蓿芽含有丰富的维生素 E，具有强大的抗氧化功效，可抑制癌细胞的生长。

❷ 苜蓿芽富含叶绿素。叶绿素具净血功能，能将人体内残余的毒素与重金属分解并排出体外，降低癌症的发病率。

食用效果

❶ 苜蓿芽含有多种酶，能促进人体的消化吸收，有助于分解脂肪，并增强人体的抗氧化能力。

❷ 苜蓿芽中的膳食纤维可以预防动脉粥样硬化，并可调节血中胆固醇的含量。

❸ 苜蓿芽中的维生素 E 具有抗氧化作用，也可预防衰老。

❹ 苜蓿芽含有维生素 K，有激活骨细胞的羧化作用，可以提高骨质与钙的结合率，有助于增加骨密度。

食用方法

❶ 苜蓿芽爽脆可口，有独特的香味，可生吃、蘸酱吃，也可做成三明治吃。

❷ 苜蓿芽具有久煮不烂的特性，爱吃火锅的人可以试试看。

饮食禁忌

❶ 苜蓿芽含有天然的有毒成分刀豆氨酸，属有毒碱性氨基酸，自体免疫性疾病患者不可食用。

❷ 儿童、老年人、免疫力差的人，最好不要生食苜蓿芽，以熟食为宜。

苜蓿芽卷

材料：

全麦润饼皮 2 张，五谷粉 10 克，苜蓿芽 20 克，葡萄干 5 克，红甜椒条 10 克，黑橄榄片 3 克，苹果条、大黄瓜条、海藻各 30 克

- 热量 310.4 千卡
- 糖类 62 克
- 蛋白质 10.4 克
- 脂肪 2.6 克
- 膳食纤维 3.3 克

调味料：

酸奶 45 毫升

做法：

1. 在全麦润饼皮上铺一层苜蓿芽，将葡萄干、苹果条、大黄瓜条、红甜椒条、黑橄榄片、海藻依序放入，撒上五谷粉，淋上酸奶，再铺一层苜蓿芽。

2. 将做法 ❶ 的材料卷起即可。

功效解读

苜宿芽是高纤维、低热量的蔬菜，丰富的膳食纤维有助于将人体肠道内的有毒物质排出体外，可减少致癌因子对人体的伤害。

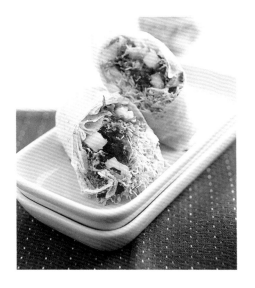

五彩沙拉

材料：

生菜 100 克，苜蓿芽 50 克，西红柿丁 50 克，海藻 50 克，洋葱末 30 克，黄甜椒片 30 克

- 热量 179 千卡
- 糖类 36.3 克
- 蛋白质 11.8 克
- 脂肪 0.8 克
- 膳食纤维 7.3 克

调味料：

柠檬汁 1 汤匙，橘子汁 1 小匙

做法：

1. 将调味料拌匀备用。

2. 将海藻略氽烫后冲凉水备用。

3. 将所有材料混合，淋上做法 ❶ 的调味料即可食用。

功效解读

苜蓿芽含有大量维生素 E，能抑制脂肪过氧化，并强化血管，使血液循环更顺畅，还可预防癌症，并具有美白肌肤的功效。

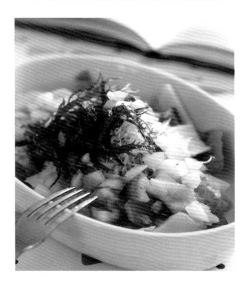

营养豆类及芽菜类防癌食材

菜豆

性味
性平，味甘、淡

功效
◐ 预防贫血　　◐ 缓解便秘
◐ 健脾益气　　◐ 调节脏腑功能

菜豆的营养成分表 （以100g为例）	
膳食纤维	1.5克
维生素A	18微克
维生素C	6毫克
烟酸	0.4毫克
钙	42毫克
磷	51毫克
铁	1.5毫克
钾	123毫克

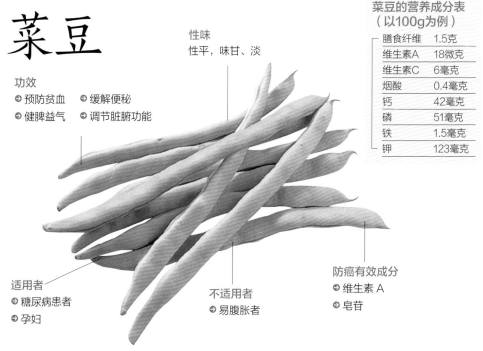

适用者
◐ 糖尿病患者
◐ 孕妇

不适用者
◐ 易腹胀者

防癌有效成分
◐ 维生素 A
◐ 皂苷

防癌原理

❶ 菜豆中的维生素 A 具有抗氧化作用，可使人体正常细胞免受自由基的伤害，避免形成癌细胞。

❷ 菜豆中的皂苷在人体内会与胆酸及胆固醇结合，具有抗癌的作用。

食用效果

❶ 菜豆中的维生素 B_1 可帮助脚气患者改善脚部水肿的现象。

❷ 中医认为，菜豆具健脾益气、消暑化湿的功效，还可调节脏腑功能，适合脾胃虚寒的人食用。

食用保存

❶ 菜豆可大火快炒，亦可煮汤；撕去豆荚两端及两侧茎丝，折成段下锅，至豆荚的草腥味消失后即可食用。

❷ 菜豆可直接放在塑料袋中冷藏，可保存 5 ~ 7 天，若存放时间过长，菜豆上就会逐渐出现咖啡色斑点。想保存得更久，可将菜豆洗净，用盐水汆烫后沥干，再冷冻保存。但是，水分一定要沥干，否则冷冻过的菜豆会被冻结在一起。

饮食宜忌

❶ 菜豆含有植物红细胞凝集素，生食对人体有害，煮熟后可破坏毒素，故一定要煮熟后再食用。

❷ 菜豆适合孕妇食用。菜豆含有蛋白质和多种氨基酸，能健脾利胃、增进食欲，而且富含膳食纤维、维生素及矿物质，可以有效促进胃肠蠕动，缓解孕妇的便秘症状。

❸ 易腹胀者不宜食用菜豆。

干煸菜豆

材料：
猪肉末 15 克，菜豆 350 克，葱 15 克，大蒜、生姜各 10 克，辣椒 5 克

- 热量 213.4 千卡
- 糖类 27.8 克
- 蛋白质 12.1 克
- 脂肪 6 克
- 膳食纤维 9.8 克

调味料：
盐 3 克，白糖 5 克，酱油 3 毫升，食用油适量

做法：

❶ 将菜豆洗净，去丝；葱、辣椒、生姜洗净，切末；大蒜去皮，切末。

❷ 热锅烧油，放菜豆，炸至略呈黄色，捞起放凉后再放入锅中略炸，盛出备用。

❸ 锅中爆香葱末、生姜末、大蒜末，加入猪肉末炒香，再放入菜豆和调味料，炒匀后撒上辣椒末即可食用。

功效解读
菜豆含有维生素 C，能减少自由基对细胞的伤害，可有效预防癌症；菜豆中丰富的膳食纤维可预防结肠癌。

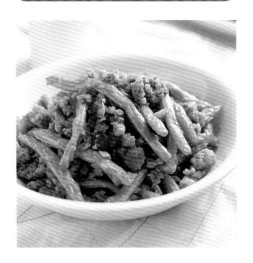

凉拌菜豆

材料：
菜豆 300 克，木耳丝 20 克，胡萝卜丝、洋葱丝各 30 克，大蒜末 10 克，黑芝麻、白芝麻各适量

- 热量 132.7 千卡
- 糖类 27.6 克
- 蛋白质 6.5 克
- 脂肪 0.9 克
- 膳食纤维 10.1 克

调味料：
盐 1/2 小匙，白糖、香油各 1 小匙，胡椒粉适量

做法：

❶ 将菜豆洗净，去丝，切段；分别将菜豆段、木耳丝和胡萝卜丝余烫，再用冰水冰镇后沥干备用。

❷ 将大蒜末与调味料拌匀备用。

❸ 将做法 ❶ 的材料、洋葱丝、黑芝麻、白芝麻及做法 ❷ 的调味料拌匀即可。

功效解读
菜豆含有植物性雌激素，能降低雄性激素或雌性激素对细胞的影响，抑制与激素相关的癌细胞的生长，从而预防乳腺癌、前列腺癌。

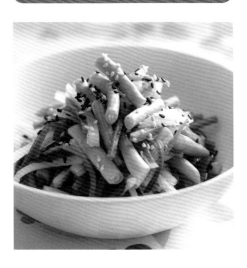

营养豆类及芽菜类防癌食材

89

豆芽

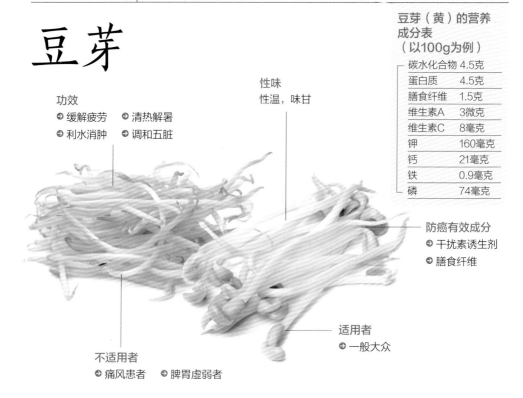

性味
性温，味甘

功效
◉ 缓解疲劳　◉ 清热解暑
◉ 利水消肿　◉ 调和五脏

豆芽（黄）的营养
成分表
（以100g为例）

碳水化合物	4.5克
蛋白质	4.5克
膳食纤维	1.5克
维生素A	3微克
维生素C	8毫克
钾	160毫克
钙	21毫克
铁	0.9毫克
磷	74毫克

防癌有效成分
◉ 干扰素诱生剂
◉ 膳食纤维

适用者
◉ 一般大众

不适用者
◉ 痛风患者　◉ 脾胃虚弱者

防癌原理

❶ 豆芽含有一种干扰素诱生剂，能促进干扰素的生长，增强人体抗病毒、抗癌的能力。

❷ 豆芽含有大量膳食纤维，不仅是美容瘦身的好蔬菜，更可有效预防食管癌、胃癌、直肠癌。

食用效果

❶ 豆芽中的维生素 E 能保护皮肤和毛细血管，可防止动脉硬化，还可预防高血压。

❷ 豆芽有清暑热、调和五脏、利水消肿的功效；且能减少人体内的乳酸堆积，缓解疲劳。

❸ 健康的大脑细胞中存在一定数量的磷酸酶物质，癫痫患者则缺乏该物质。豆芽

含有硝基磷酸酶，所以能有效预防癫痫或减少癫痫发作。

食用方法

烹煮豆芽时加点醋，能使维生素 B_2 不致流失太多；豆芽快炒或熬汤的时间不宜太久，否则易破坏不耐热的营养成分。

饮食宜忌

❶ 不宜生食豆芽，必须煮熟后才易消化。

❷ 豆芽属高钾、高嘌呤食材，需控制钾摄入量的患者，最好先烫过再食用，并避免饮用汤汁；痛风患者在发作时不要食用豆芽。

❸ 绿豆芽膳食纤维较粗，不易消化，所以脾胃虚弱之人不宜多食。

龙须菜炒豆芽

材料：
黄豆芽 300 克，龙须菜（海藻类）50 克，红辣椒 1 个，虾米 15 克

- 热量 158.2 千卡
- 糖类 2.3 克
- 蛋白质 31.4 克
- 脂肪 2.5 克
- 膳食纤维 10 克

调味料：
盐 1/4 小匙，酒 1/6 小匙，食用油适量

做法：

❶ 将黄豆芽洗净；龙须菜洗净，切段；红辣椒去蒂，洗净，切片；虾米泡水备用。

❷ 热锅烧油，爆香虾米及红辣椒片，再加入龙须菜段、黄豆芽及其余调味料略炒即可。

功效解读

龙须菜的水溶性多糖体可活化人体内的免疫细胞，预防肝癌、乳腺癌与肺癌；黄豆芽富含类黄酮，有预防乳腺癌的作用。

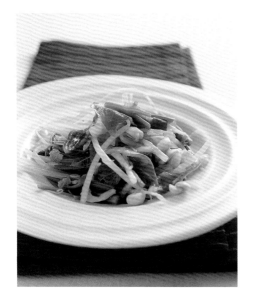

醋渍绿豆芽

材料：
绿豆芽 120 克，西蓝花 1 小朵，胡萝卜片 1 片，西红柿片 3 片

- 热量 60.4 千卡
- 糖类 4.7 克
- 蛋白质 8.5 克
- 脂肪 0.8 克
- 膳食纤维 3.6 克

调味料：
醋 6 小匙

做法：

❶ 将绿豆芽洗干净，放入锅中，加入醋，以小火慢慢煮熟。

❷ 将绿豆芽稍焖一下，盛出装盘。

❸ 将西蓝花、胡萝卜片、西红柿片装饰在绿豆芽旁即可。

功效解读

绿豆芽中所含的维生素 B_2 和膳食纤维可以缓解口腔溃疡和便秘症状，对消化道癌症也有一定的抑制作用。此外，绿豆芽还有利于清除血管壁中的胆固醇和脂肪，预防心血管病变。

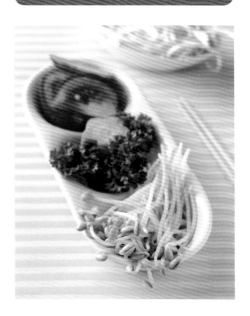

营养豆类及芽菜类防癌食材

可口绿豆芽汤

材料:
绿豆芽 60 克,黄甜椒片
1 片,辣椒圈适量

- 热量 23.1 千卡
- 糖类 3.2 克
- 蛋白质 1.9 克
- 脂肪 0.3 克
- 膳食纤维 1 克

调味料:
盐 1 小匙

做法:

❶ 将绿豆芽洗干净。

❷ 把绿豆芽放入锅中以清水煮开。

❸ 煮沸后改成小火,将绿豆芽煮软后加盐
调味。

❹ 将适量绿豆芽分别放入辣椒圈内,摆盘
时放上黄甜椒片即可。

功效解读

绿豆芽富含膳食纤维,是便秘患者的
健康蔬菜。绿豆芽能有效预防食管癌、胃
癌、直肠癌等消化道癌症。

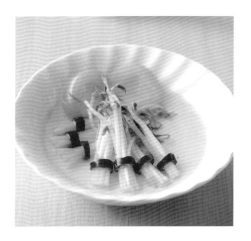

西红柿豆芽猪肉汤

材料:
猪里脊肉、绿豆芽各 110
克,西红柿 200 克,葱
花 15 克,高汤 2.5 杯

- 热量 344 千卡
- 糖类 16.9 克
- 蛋白质 31.6 克
- 脂肪 17.4 克
- 膳食纤维 4.7 克

调味料:
盐 3 克,胡椒粉 2 克,香油 5 毫升

做法:

❶ 将西红柿去蒂,洗净,切成 4 等份;绿
豆芽去除根部,洗净;将猪里脊肉洗净,
切成片。

❷ 将猪里脊肉片放入沸水中烫至 5 分熟,
捞出。

❸ 锅中倒入高汤煮开,放入西红柿块、猪
里脊肉片以小火煮 5 分钟,加入绿豆芽
及盐、胡椒粉煮熟,加入香油调味,撒
上葱花即可。

功效解读

绿豆芽含有丰富的维生素 C,可以清
除自由基,减少对人体细胞的伤害,减少
癌症的发生;西红柿中的番茄红素可抑制
癌细胞的生长。

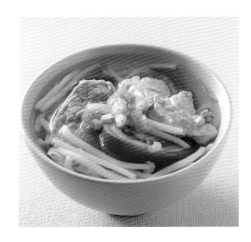

第五章
鲜美菌类防癌食材

　　菌类食材中的蛋白质含量高于一般蔬菜，其共同特点有高纤，含有丰富的B族维生素、维生素C与矿物质等，而且没有农药残留的困扰。经常食用的菌类食材有草菇、香菇、金针菇、木耳等。

　　研究指出，菌类蔬菜中的多糖体成分可抑制癌细胞的生长，有刺激淋巴细胞的功效，可增加抗体的形成，调节免疫机制，增强人体免疫力，进而对抗癌症。

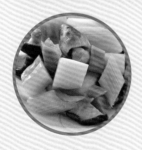
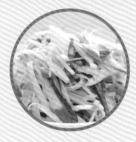
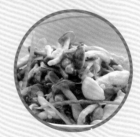
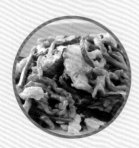
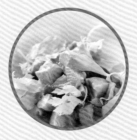
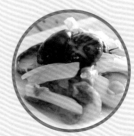

| 英文名：Straw Mushroom | 别名：兰花菇、秆菇 | 提示：有效增强免疫力，预防疾病 |

草菇

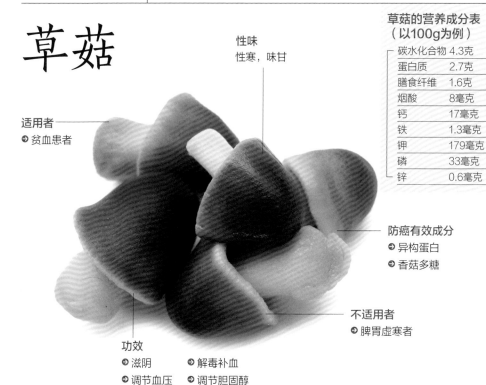

性味
性寒，味甘

适用者
➲ 贫血患者

草菇的营养成分表（以100g为例）

碳水化合物	4.3克
蛋白质	2.7克
膳食纤维	1.6克
烟酸	8毫克
钙	17毫克
铁	1.3毫克
钾	179毫克
磷	33毫克
锌	0.6毫克

防癌有效成分
➲ 异构蛋白
➲ 香菇多糖

不适用者
➲ 脾胃虚寒者

功效
➲ 滋阴　　➲ 解毒补血
➲ 调节血压　➲ 调节胆固醇

防癌原理

❶ 草菇含有一种异构蛋白，能够抑制癌细胞的生长，改善人的体质，增强人体免疫力，是极佳的抗癌食物。

❷ 草菇含有的防癌植化素香菇多糖属于多糖体的一种，可增强人体内细胞的防卫能力，进而达到防癌的功效。

食用效果

❶ 草菇富含维生素 C，可抗氧化、强化血管与黏膜，预防毛细血管破裂，防止牙龈出血等病症。

❷ 草菇含有大量铁质，可增强人体对疾病的抵抗力，还可预防贫血。

❸ 草菇含有多种必需氨基酸,可调节血压、促进胆固醇的排泄。

食用方法

草菇只能熟食，不能生食，适宜炒、蒸、煮、烩等。

选购指南

选购草菇时，以菇伞未裂开者为优；因草菇不耐久放，买回家存放时，应打开塑料袋使其透气，否则菇伞容易破裂；菇伞破裂后，菌褶容易变成粉红色或黑色，此时应丢弃，不宜食用。

注意事项

不要随意采摘野生草菇，因为菌类植物是否含有毒性，一般人很难辨别，尤其是下雨天过后，各类草菇生长旺盛，自行采摘食用，恐发生中毒意外。

草菇炒西芹

材料：
草菇 100 克，香菇 2 朵，佛手瓜 50 克，胡萝卜 15 克，西芹 30 克，生姜 2 克，大蒜 2 克

- 热量 183.1 千卡
- 糖类 13.5 克
- 蛋白质 7.7 克
- 脂肪 12.6 克
- 膳食纤维 4.4 克

调味料：
橄榄油 1 小匙，盐 1/4 小匙

做法：

❶ 将各材料洗净。草菇泡水；香菇切十字；佛手瓜、胡萝卜、西芹切块，分别氽烫；生姜切末；大蒜去皮，切末备用。

❷ 起锅烧油，爆香大蒜末、生姜末，加入佛手瓜块先翻炒，再加其他材料炒匀，最后加盐调味即可。

功效解读

　　草菇含多糖类物质，可抑制人体内癌细胞的生长与分裂，具有明显的防癌抗癌作用。西芹含木质素，可提高吞噬细胞的功能，增强抗癌能力。

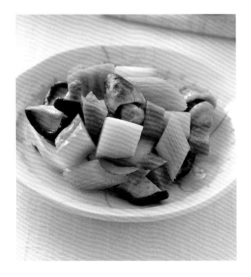

草菇豆腐竹笋汤

材料：
草菇 100 克，豆腐 20 克，竹笋 35 克，香菜 1/2 根，水 400 毫升，低脂高汤 1 杯

- 热量 200.8 千卡
- 糖类 10.5 克
- 蛋白质 9.5 克
- 脂肪 14.6 克
- 膳食纤维 3.8 克

调味料：
香油 1/4 小匙

做法：

❶ 将各材料洗净。草菇底部划十字；竹笋、豆腐切小块；香菜切段。

❷ 将低脂高汤倒入锅中，加水以大火煮沸，放入草菇、豆腐块和竹笋块，煮沸后转成小火，煮至熟透为止。

❸ 撒入香菜，淋上香油即可。

功效解读

　　草菇中有香菇多糖及其他高分子量的多糖体，这些多糖体对于增强人体免疫力很有帮助。所以，草菇是很好的防癌抗癌食材。

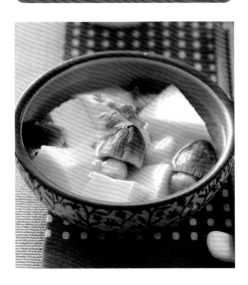

鲜美菌类防癌食材

英文名：Enoki Mushroom	别名：金菇、智力菇 提示：含朴菇素、多糖体，可增强免疫细胞的功能

金针菇

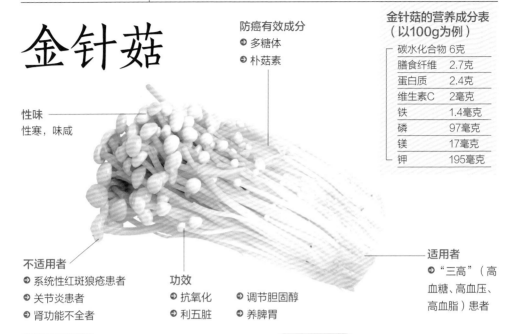

防癌有效成分
- ➡ 多糖体
- ➡ 朴菇素

性味
性寒，味咸

金针菇的营养成分表
（以100g为例）

碳水化合物 6克	
膳食纤维	2.7克
蛋白质	2.4克
维生素C	2毫克
铁	1.4毫克
磷	97毫克
镁	17毫克
钾	195毫克

不适用者
- ➡ 系统性红斑狼疮患者
- ➡ 关节炎患者
- ➡ 肾功能不全者

功效
- ➡ 抗氧化
- ➡ 利五脏
- ➡ 调节胆固醇
- ➡ 养脾胃

适用者
- ➡ "三高"（高血糖、高血压、高血脂）患者

防癌原理

❶ 金针菇中的朴菇素具有抑制癌细胞生长的作用。

❷ 金针菇中的多糖体可抑制癌细胞生长，并对增强免疫力及对抗病毒感染、预防癌症很有帮助。

食用效果

❶ 金针菇的柄含有大量膳食纤维，能够吸附胆酸，从而调节胆固醇，对高脂血症患者有益。金针菇还能促进胃肠蠕动。

❷ 金针菇可增强血清乳酸脱氢酶（LDH）的活性，有助于降低运动后血液中乳酸的含量，避免过度疲劳。

❸ 金针菇富含赖氨酸及精氨酸，对促进儿童智力发育有益，因此金针菇又称为"增智菇"。

❹ 中医认为，金针菇性寒，味咸，可利五脏、养脾胃、抗肿瘤。

食用方法

❶ 金针菇容易软化、变黑，买来后要尽快食用。

❷ 金针菇经常作为火锅食材食用，但其所含的维生素 B_1、维生素 B_2 属水溶性维生素，建议煮汤食用或吃火锅时连汤一起食用。

❸ 烹调金针菇应避免时间过长，以防止其中的蛋白质流失。

饮食禁忌

❶ 新鲜金针菇含有秋水仙碱，生食会引发胃肠不适。为破坏其中的秋水仙碱，请务必煮熟后食用，以免大量食用后出现呕吐、腹泻、腹痛等病症。

❷ 金针菇中的钾含量丰富，肾功能不全者应注意摄取量；系统性红斑狼疮患者、关节炎患者也不宜食用。

红烧什锦菇

材料：

银耳、木耳各 30 克，金针菇 50 克，胡萝卜 20 克，水 2 大匙

● 热量 57.9 千卡
● 糖类 10.2 克
● 蛋白质 1.9 克
● 脂肪 1.5 克
● 膳食纤维 5.9 克

调味料：

蚝油 1 大匙，香油 1/4 小匙，食用油适量

做法：

❶ 将所有材料洗净。木耳、银耳及胡萝卜均切丝；金针菇切段。

❷ 将所有材料汆烫备用。

❸ 热锅烧油，加入做法 ❶ 的材料及蚝油、香油、水，略微烧煮即可。

功效解读

　　研究发现，金针菇含有特殊的可调节免疫功能的蛋白质，可增强免疫力、抑制肿瘤；木耳富含多糖体，具有增强免疫力与抗癌的效果。

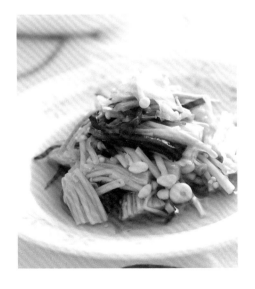

凉拌金针菇

材料：

金针菇 250 克，生姜 3 克，小黄瓜 5 克，葱 10 克，红辣椒 3 克

● 热量 254.3 千卡
● 糖类 27.3 克
● 蛋白质 8.5 克
● 脂肪 14.4 克
● 膳食纤维 10.2 克

调味料：

香油 1/2 大匙，盐 1/4 小匙

做法：

❶ 将金针菇去根部，洗净，切段，汆烫捞起，再以冰水冷却，捞出沥干备用。

❷ 将小黄瓜洗净，切丝，用适量盐搓揉至软，沥干水分；红辣椒、生姜、葱洗净，切丝。

❸ 将做法 ❶、做法 ❷ 的材料与剩余调味料加在一起，拌匀后装盘即可。

功效解读

　　金针菇富含膳食纤维，能排出人体内的废物，预防大肠癌；金针菇中还含有可调节免疫功能的蛋白质，可抑制癌细胞的生长；小黄瓜中的维生素 C 能对抗自由基，并防癌。

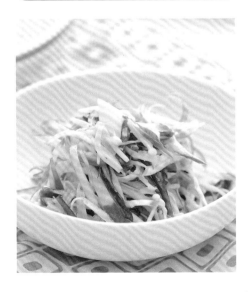

鲜美菌类防癌食材

英文名：Beech Mushroom	别名：松菌、剥皮菌	提示：活化细胞免疫功能，抗衰老，防癌

松茸菇

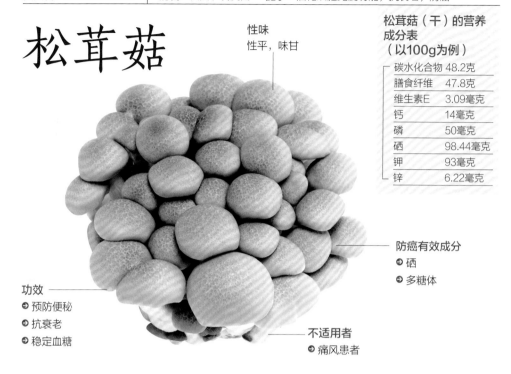

性味
性平，味甘

松茸菇（干）的营养成分表（以100g为例）

碳水化合物	48.2克
膳食纤维	47.8克
维生素E	3.09毫克
钙	14毫克
磷	50毫克
硒	98.44毫克
钾	93毫克
锌	6.22毫克

防癌有效成分
➲ 硒
➲ 多糖体

功效
➲ 预防便秘
➲ 抗衰老
➲ 稳定血糖

不适用者
➲ 痛风患者

防癌原理

❶ 松茸菇中的硒是动物体内生物氧化酶的辅助因子，有助于清除人体内的过氧化物，保护细胞和组织免受损害，能够增强人体免疫力，抗衰老。

❷ 菌类多含有大量多糖体，松茸菇也不例外。多糖体可促进人体产生抗体，增强"自然杀手"细胞与巨噬细胞的作用，大幅增强免疫功能，同时能抑制癌细胞的生长，并活化巨噬细胞。

食用效果

❶ 松茸菇中的赖氨酸、精氨酸高于一般的菇类，对青少年增高及智力发育有很大帮助。

❷ 松茸菇中的镁元素在糖类代谢过程中担任促进胰岛素刺激葡萄糖进入细胞的角色，因此，人体若缺乏镁元素，将会降低胰岛素刺激细胞吸收葡萄糖的效果。

❸ 松茸菇中的钙元素可以向人体传达分泌胰岛素的信息，使人体自行调节血糖，这对糖尿病患者稳定血糖很有帮助。

食用选购

❶ 松茸菇可炒、烩、煮汤、煮火锅；亦可将松茸菇烫熟后做成凉拌小菜，享受甘脆的口感。

❷ 挑选松茸菇时，以菇体完整无伤，颜色均匀，具有光泽弹性，没有软化、萎缩、变色者为佳。

饮食禁忌

松茸菇的嘌呤含量较高，痛风患者不宜摄入过多。

什锦菇饭

材料：

金针菇、鲜香菇、松茸菇
各100克，上海青200克，
蒜末10克，大葱末5克，
鸡高汤2.5杯，大米适量

- 热量 455 千卡
- 糖类 54.8 克
- 蛋白质 19.2 克
- 脂肪 16.5 克
- 膳食纤维 11.9 克

调味料：

胡椒粉、盐各适量，橄榄油1大匙

做法：

❶ 将上海青、金针菇洗净，切段；鲜香菇
洗净，切丝；松茸菇洗净，撕成小朵备
用；大米洗净，泡水1小时后沥干备用。

❷ 热锅烧油，爆香蒜末、大葱末，加入上
海青段、菇类炒软，倒入大米、剩余调
味料、鸡高汤煮滚，再转小火熬煮15分
钟，熄火后闷10分钟即可。

功效解读

　　松茸菇中的脂肪含量极少，但维生素
与膳食纤维的含量高，具有抗氧化、抗癌
的功效。松茸菇亦含有丰富的多糖体，可
抑制癌细胞的生长。

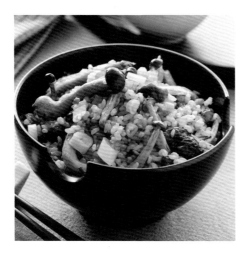

胡萝卜炒双菇

材料：

松茸菇、美白菇各75克，
胡萝卜、小黄瓜各30克，
腌渍黄萝卜15克，葱5克，
大蒜2克，水2大匙

- 热量 219 千卡
- 糖类 23.5 克
- 蛋白质 7.1 克
- 脂肪 12 克
- 膳食纤维 5.9 克

调味料：

橄榄油2小匙，白豆酱1大匙，白糖1小匙

做法：

❶ 将所有材料洗净。松茸菇、美白菇去蒂；
两种萝卜切丝，用滚水汆烫，捞出；小
黄瓜切丝；葱切末；大蒜去皮，切末。

❷ 将橄榄油倒入锅中烧热，爆香白豆酱、
大蒜末和葱末，加菇类、萝卜丝和小黄瓜
丝翻炒，加水略焖煮，最后加白糖拌匀
即可。

功效解读

　　松茸菇所含的多糖体及蛋白质皆可刺
激人体血液中的免疫细胞，使其分泌激素，
以抑制癌细胞的生长。

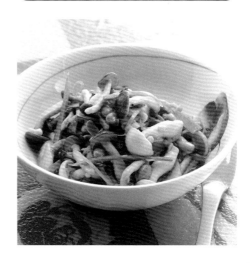

鲜美菌类防癌食材

99

蘑菇

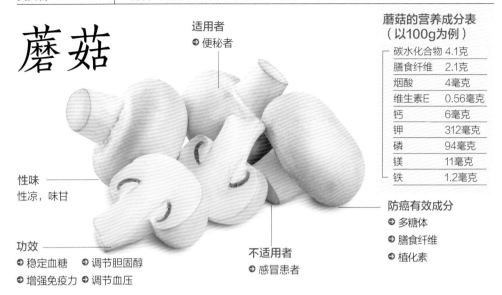

适用者
➡ 便秘者

性味
性凉，味甘

功效
➡ 稳定血糖　➡ 调节胆固醇
➡ 增强免疫力　➡ 调节血压

不适用者
➡ 感冒患者

蘑菇的营养成分表
（以100g为例）

碳水化合物	4.1克
膳食纤维	2.1克
烟酸	4毫克
维生素E	0.56毫克
钙	6毫克
钾	312毫克
磷	94毫克
镁	11毫克
铁	1.2毫克

防癌有效成分
➡ 多糖体
➡ 膳食纤维
➡ 植化素

防癌原理

❶ 蘑菇中的多糖体含有一种叫云芝多糖的物质。在日本，云芝多糖被萃取制成抗癌药物。云芝多糖可有效调节人体内的免疫反应，并刺激抗体形成，活化可消灭自由基及外来病毒的巨噬细胞，以维护血管完整，使脂质无法在血管中氧化、堆积，从而增强人体的免疫力。

❷ 蘑菇中的膳食纤维为非水溶性膳食纤维，可稀释肠道内致癌物质的毒性及软化粪便，并能附着残渣废物，还可促进肠道蠕动，缩短粪便通过肠道的时间，使废物迅速排出体外，改善便秘问题，并可降低大肠癌的发病率。

❸ 蘑菇含特殊植化素，可抑制乳腺癌细胞的生长。女性可多食蘑菇，以预防乳腺癌。

食用效果

❶ 蘑菇性凉，味甘，可理气化痰、调理肠胃。

❷ 蘑菇含有助消化的蛋白酶及不饱和脂肪酸，能调节胆固醇，还具有调节血压的功效。

❸ 蘑菇富含锌，可增强人体的免疫力，加速伤口愈合，稳定血糖，并可减轻风湿性关节炎发作时产生的疼痛感。

❹ 蘑菇含有难得的微量元素锗，可调节胆固醇，净化人体内血液中的废物，增强免疫力，帮助人体吸收钙质。

食用保存

❶ 将蘑菇用清水泡约10分钟，洗净杂质及泥沙后，再换清水泡发至菌体膨胀、皱纹消失即可配菜，泡蘑菇的清水不要倒掉，可一并入菜食用。

❷ 蘑菇最好保存在阴凉处。

饮食禁忌

❶ 许多野生毒菇的外形与可食蘑菇相似，常有误食的中毒病例。若非菇类专家，不要随意采食野生菇类，以免中毒。

❷ 感冒患者不宜食用蘑菇。

菠菜蘑菇汤

材料：
菠菜 80 克，蘑菇 100 克，
水适量

- 热量 48.3 千卡
- 糖类 6.4 克
- 蛋白质 3.9 克
- 脂肪 0.8 克
- 膳食纤维 4.8 克

调味料：
盐 1/2 小匙

做法：

❶ 将菠菜洗干净，去根，切成小段；蘑菇
洗干净，去蒂，切片。

❷ 将菠菜段与蘑菇片放入锅中，加水煮。

❸ 煮好后加盐调味即可。

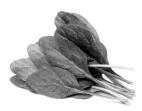

功效解读

　　蘑菇中的膳食纤维不易溶于水，有刺
激肠道壁、通便之效，故能预防大肠癌；蘑
菇中所含的多糖体具有增强免疫力、抗癌防
癌之功效。

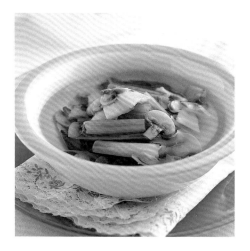

蘑菇烩鸡肉

材料：
蘑菇片 100 克，大蒜末
10 克，去骨鸡腿肉块 150
克，胡萝卜片 50 克，葱花
5 克

- 热量 933.3 千卡
- 糖类 21.4 克
- 蛋白质 114.6 克
- 脂肪 43.3 克
- 膳食纤维 4.2 克

调味料：
a 蚝油 1 大匙，高汤半杯，橄榄油 1 大匙
b 米酒 1 大匙，酱油 1 大匙

做法：

❶ 将调味料 b 拌入去骨鸡腿肉块，腌渍 30
分钟入味。

❷ 热锅放油，将鸡腿肉块煎至两面微黄，
取出；然后用同一锅爆香大蒜末。

❸ 依序放入胡萝卜片、蘑菇片炒香，倒入
蚝油、高汤、鸡腿肉块煮开，转小火继
续炖煮至汤汁收干，撒上葱花即可。

功效解读

　　蘑菇含有丰富的有机锗，能增强免疫
力，预防癌症；橄榄油中的橄榄多酚是抗
氧化剂，可降低癌症的发生率。

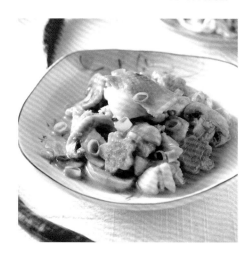

鲜美菌类防癌食材

杏鲍菇

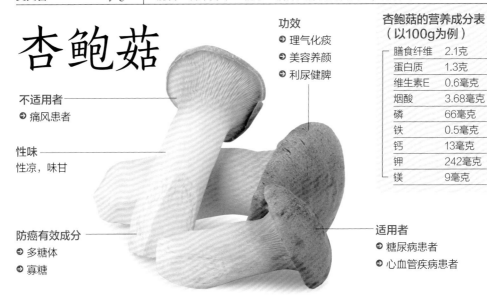

功效
- 理气化痰
- 美容养颜
- 利尿健脾

杏鲍菇的营养成分表
（以100g为例）

膳食纤维	2.1克
蛋白质	1.3克
维生素E	0.6毫克
烟酸	3.68毫克
磷	66毫克
铁	0.5毫克
钙	13毫克
钾	242毫克
镁	9毫克

不适用者
- 痛风患者

性味
性凉，味甘

防癌有效成分
- 多糖体
- 寡糖

适用者
- 糖尿病患者
- 心血管疾病患者

防癌原理

1. 杏鲍菇中的多糖体可抑制癌细胞的生长，活化淋巴细胞，强化人体的免疫防御机制，减少人体内自由基的产生，可有效防癌抗癌。

2. 杏鲍菇含有天然抗生素，具有抑制病毒或抗菌的作用；加上杏鲍菇含有的钙、镁、铜、锌等矿物质，可增强人体的免疫功能。

3. 杏鲍菇中的寡糖能促进胃肠蠕动，可促进消化，增加肠道有益菌，预防大肠癌，并减少胆固醇的吸收。

食用效果

1. 杏鲍菇性凉，味甘，可理气化痰、健脾胃、益气、美容，具有强身、滋补、增强免疫力的功效。

2. 杏鲍菇含有B族维生素及钾，有利于稳定血糖。

3. 杏鲍菇富含叶酸。叶酸不仅担任人体制造红细胞的重要角色，还能促进细胞分裂及产生抗体，适合女性备孕时食用。

4. 杏鲍菇中的维生素 B_1、维生素 B_2 可促进糖类和脂肪分解，具有缓解疲劳的效果。

食用方法

1. 多数人吃烧烤时都会食用杏鲍菇，在烧烤前将杏鲍菇蘸些盐水，可带出它的甜味，但切记不宜烤得过熟，否则会流失水分，以 7~8 分熟为佳。

2. 杏鲍菇的烹调方式相当多样，不论是炒、烤、炸，还是氽烫与煮汤都很适合，还可凉拌入菜，味道鲜美。

饮食宜忌

1. 杏鲍菇属高嘌呤食物，痛风患者需注意摄入量。

2. 糖尿病患者和心血管疾病患者适合多食用杏鲍菇。

杏鲍菇炒西蓝花

材料：

西蓝花 200 克，生姜 3 片，杏鲍菇 3 小朵（约 60 克），胡萝卜 30 克

- 热量 231 千卡
- 糖类 15.4 克
- 蛋白质 10.5 克
- 脂肪 15.7 克
- 膳食纤维 7.9 克

调味料：

食用油 1 大匙，盐 1/4 小匙，蚝油 1 小匙

做法：

❶ 将所有材料洗净。西蓝花切小朵；杏鲍菇、胡萝卜切片。

❷ 将食用油倒入锅中烧热，爆香生姜片，加入西蓝花、杏鲍菇片、胡萝卜片，加水焖煮至熟。

❸ 加盐和蚝油炒匀即可。

功效解读

　　杏鲍菇含有多糖体，可抑制癌细胞的生长，增强淋巴细胞的活性，强化人体免疫防御机制，减少人体内自由基的产生。

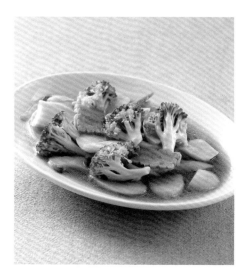

窈窕什锦菇

材料：

柳松菇、杏鲍菇、松茸菇、秀珍菇、珊瑚菇各 75 克，罗勒叶 20 克，大蒜 4 瓣，松子仁 37 克

- 热量 479.8 千卡
- 糖类 29.4 克
- 蛋白质 15.2 克
- 脂肪 37.8 克
- 膳食纤维 7.6 克

调味料：

橄榄油 2 小匙，盐半小匙，意式香料 2 小匙

做法：

❶ 将所有材料洗净。所有菇类切成适当大小；大蒜去皮，切末；松子仁炒香。

❷ 起锅烧油，炒香大蒜末后加入所有菇类翻炒，加盐、意式香料炒匀。

❸ 撒上松子仁和罗勒叶即可。

功效解读

　　杏鲍菇含有天然抗生素，具有抑菌、抗病毒的作用，可增强人体免疫力，预防癌症；多种菇类搭配，营养丰富，还可通便排毒。

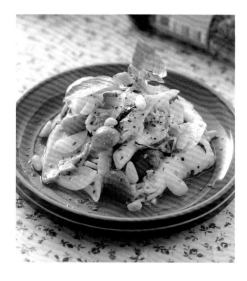

鲜美菌类防癌食材

| 英文名：Auricularia Auricula | 别名：黑木耳、云耳 | 提示：稳定胆固醇，防止动脉硬化 |

木耳

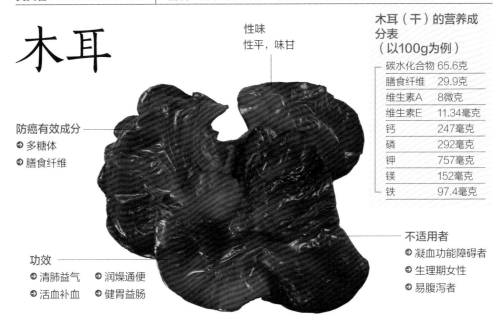

性味
性平，味甘

防癌有效成分
- 多糖体
- 膳食纤维

功效
- 清肺益气
- 润燥通便
- 活血补血
- 健胃益肠

木耳（干）的营养成分表（以100g为例）

碳水化合物	65.6克
膳食纤维	29.9克
维生素A	8微克
维生素E	11.34毫克
钙	247毫克
磷	292毫克
钾	757毫克
镁	152毫克
铁	97.4毫克

不适用者
- 凝血功能障碍者
- 生理期女性
- 易腹泻者

防癌原理

1. 木耳中的多糖体可增强免疫力。研究发现，癌症患者食用此类多糖体后，体内球蛋白的组成成分显著增加，进而可增强抵抗力。

2. 木耳富含膳食纤维，有助于促进胃肠蠕动，果胶可吸附残留在人体消化系统的毒素并排出体外，发挥清胃、清肠的作用，进而达到预防消化系统癌症的效果。

食用效果

1. 木耳性平，味甘，入胃、大肠经，具有止血、活血、补血、利五脏、益气补肾、健胃通便等功效。

2. 木耳中的植物胶质可调节胆固醇和甘油三酯，对高脂血症、冠心病等疾病有很好的预防作用。

3. 木耳具有降低血液黏稠度、抗脂质过氧化的作用，常食可预防动脉硬化、心肌梗死和脑卒中。

4. 木耳含有卵磷脂，有乳化、分解油脂的作用，可促进血液循环，清除过氧化物，调节血液中胆固醇及中性脂肪的含量。

5. 木耳卵磷脂中的胆碱不仅可预防脂肪肝，还能促进肝细胞再生，对预防肝硬化及恢复肝功能都很有帮助。

食用方法

烹饪木耳前，可将较硬的蒂头部分切除；因木耳没有特殊气味，可任意搭配食材，无论炒菜、煮汤、凉拌都很适合。

饮食禁忌

1. 木耳具有抑制血小板聚集的作用，可能会造成凝血功能障碍，故手术、拔牙前后或女性生理期期间，应少食用。

2. 木耳具有通便的特性，易腹泻者不宜食用。

木耳炒肉丝

材料：
肉丝 100 克，泡发木耳 10 克，韭黄 100 克，大蒜 2 瓣，鸡蛋 50 克

- 热量 348.8 千卡
- 糖类 20.6 克
- 蛋白质 28.3 克
- 脂肪 18 克
- 膳食纤维 2.4 克

调味料：
橄榄油 4 小匙，料酒 1 大匙，盐 2 克，白糖 2 克，淀粉 15 克

做法：

❶ 将泡发木耳洗净，切丝；大蒜剥皮，切末；韭黄洗净，切段；肉丝以料酒、盐、白糖和淀粉腌渍 20 分钟。

❷ 将鸡蛋打散成蛋液，倒入盛有橄榄油的油锅中，稍微凝固后盛起；将肉丝快速翻炒至变色，盛出备用。

❸ 爆香大蒜末，加木耳丝、韭黄段炒熟，加肉丝翻炒，再加蛋块翻炒即可。

功效解读

木耳中的多糖类物质 β - 葡聚糖具有抗肿瘤作用；其所含的丰富膳食纤维能促进胃肠蠕动，预防直肠癌及其他消化系统癌症。

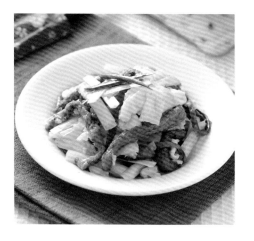

木耳炒蛋

材料：
胡萝卜 5 克，泡发木耳 30 克，鸡蛋 100 克，猪里脊肉 80 克

- 热量 367.3 千卡
- 糖类 11.9 克
- 蛋白质 29.6 克
- 脂肪 23 克
- 膳食纤维 7.8 克

调味料：
橄榄油 2 小匙，酱油 2 大匙，盐 5 克

做法：

❶ 将猪里脊肉切丝，以酱油 1 大匙腌渍；胡萝卜、泡发木耳洗净，切丝；鸡蛋打散。

❷ 炒锅入油烧热，肉丝下锅炒至半熟捞出，再将胡萝卜丝炒软。

❸ 加入木耳丝略炒，放入肉丝。

❹ 将做法 ❸ 的材料拨至一边，倒入蛋液，用筷子搅至半熟后，加入做法 ❸ 的材料翻炒，最后加酱油 1 大匙及盐调味即可。

功效解读

木耳富含多糖体，可增强免疫力、防癌；胡萝卜富含维生素 A，能有效预防皮肤癌；猪肉含有维生素 B_2，可降低肝癌的发病率。

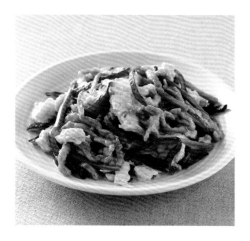

鲜美菌类防癌食材

105

银耳

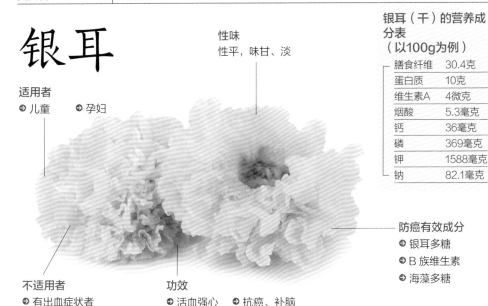

性味
性平，味甘、淡

适用者
● 儿童　● 孕妇

不适用者
● 有出血症状者

功效
● 活血强心　● 抗癌、补脑
● 排毒养颜

防癌有效成分
● 银耳多糖
● B 族维生素
● 海藻多糖

银耳（干）的营养成分表（以100g为例）

膳食纤维	30.4克
蛋白质	10克
维生素A	4微克
烟酸	5.3毫克
钙	36毫克
磷	369毫克
钾	1588毫克
钠	82.1毫克

防癌原理

❶ 银耳中的银耳多糖可调节低密度脂蛋白的含量，具有抗炎的作用，也可促进脾巨噬细胞活性，诱导人体产生能导致癌细胞坏死的因子，有抗癌的功效。

❷ 银耳含有丰富的矿物质、B 族维生素、银耳多糖、海藻多糖等，能促进人体内淋巴细胞的转化，增强免疫力。

食用效果

❶ 银耳性平，味甘、淡，归肺、胃经，能滋阴润肺、养胃生津，既能补脾开胃，又能益气清肠，滋润而不腻、健脑而不兴奋。

❷ 银耳含有植物胶质，可润肠通便、排毒养颜。

❸ 银耳中所含的有机磷对大脑皮质及神经系统有调节作用，还可抗衰老、软化血管、清除血管中的杂质，并改善血液循环。

❹ 银耳含钙量丰富，成长期的儿童或孕妇可多摄食，有助于骨骼发育。

食用选购

❶ 银耳可做甜品，可入汤、入菜，素食者常以银耳当食材。

❷ 烹调银耳前，浸泡的时间一定要够长，且用冷水比用热水好。银耳泡开后要将蒂头摘掉。

❸ 银耳选颜色偏黄的较好，太过雪白的有可能用硫黄熏过，不宜食用。

饮食宜忌

❶ 银耳与木耳一样，具有抗血小板聚集的作用，有出血症状的患者不宜食用。

❷ 变质的银耳会产生大量酵米面黄杆菌，食用这样的银耳后会引起胃部不适，严重的会出现中毒性休克。因此，变质的银耳不能吃。

❸ 银耳宜与木耳一起食用。

枸杞银耳汤

材料：

枸杞子 20 克，干银耳 30 克，核桃仁 30 克，水 2 杯

● 热量 439.8 千卡
● 糖类 59 克
● 蛋白质 7.2 克
● 脂肪 21.7 克
● 膳食纤维 5.9 克

调味料：

冰糖 30 克

做法：

❶ 将枸杞子洗净；干银耳用温水浸软，去蒂，切小片；核桃仁洗净。

❷ 水煮沸，放入银耳片、枸杞子，改用小火煲煮约 30 分钟。

❸ 加入核桃仁，再煮 10 分钟。

❹ 放入冰糖，煮至溶化即可。

功效解读

　　银耳含有丰富的多糖类，具有增强免疫力的作用；核桃肉富含 ω-3 不饱和脂肪酸，有利于增强免疫系统功能，抑制癌细胞的生长。

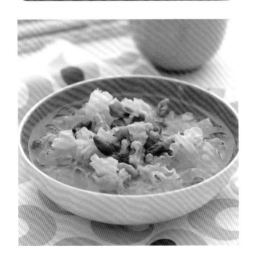

银耳烩山苏

材料：

山苏 150 克，西红柿 25 克，干银耳 30 克，大蒜 2 克，生姜 2 克，葱 2 克，低脂高汤半杯

● 热量 137.6 千卡
● 糖类 8.6 克
● 蛋白质 3.2 克
● 脂肪 10.8 克
● 膳食纤维 3.2 克

调味料：

橄榄油、盐、香油各 1 小匙，水淀粉 2 小匙

做法：

❶ 将所有材料洗净。葱、生姜切末；大蒜剥皮，切末；西红柿切丁；干银耳泡水，去蒂，剪成小朵，氽烫；山苏剪去粗梗，氽烫后沥干，摆盘。

❷ 热油锅，将大蒜末、生姜末、葱末爆香，加银耳和西红柿丁略炒，再加低脂高汤、盐和香油煮开。

❸ 以水淀粉勾芡，加上山苏拌匀即可。

功效解读

　　银耳含有植物胶质、银耳多糖、海藻多糖等，能促进人体内的淋巴细胞转化，增强免疫功能，预防癌症。

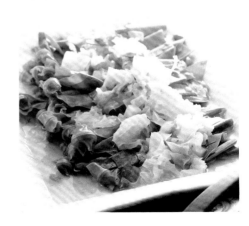

鲜美菌类防癌食材

| 英文名：Agaricus Blazei Murill | 别名：巴氏蘑菇、神仙茸 | 提示：增强免疫力，抑制癌细胞生长 |

姬松茸

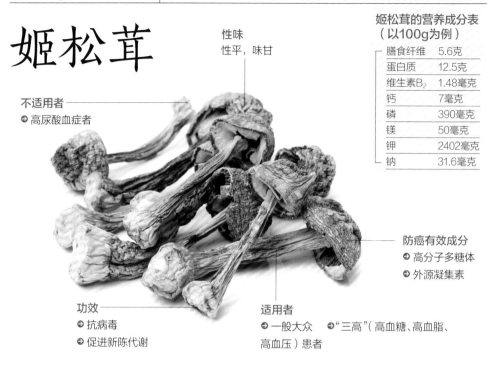

性味
性平，味甘

姬松茸的营养成分表
（以100g为例）

膳食纤维	5.6克
蛋白质	12.5克
维生素B₂	1.48毫克
钙	7毫克
磷	390毫克
镁	50毫克
钾	2402毫克
钠	31.6毫克

不适用者
● 高尿酸血症者

防癌有效成分
● 高分子多糖体
● 外源凝集素

功效
● 抗病毒
● 促进新陈代谢

适用者
● 一般大众　● "三高"（高血糖、高血脂、高血压）患者

防癌原理

❶ 姬松茸含有独特的高分子多糖体，可调节"自然杀手"细胞、巨噬细胞，辅助T淋巴细胞、B淋巴细胞等的功能，增强人体的免疫功能，达到抗癌的效果。

❷ 姬松茸中的高分子多糖体可诱导干扰素生成，从而抑制病毒繁殖，对多种病毒感染性疾病都有很好的预防作用。

❸ 姬松茸中的外源凝集素（糖蛋白）有引发癌细胞自噬及活化淋巴细胞的双重作用，可有效抑制癌细胞的生长。

食用效果

❶ 姬松茸中的麦角固醇是维生素D的前体物质。维生素D能使钙代谢旺盛，是保持骨骼与牙齿正常发育的重要成分。

❷ 姬松茸中的镁是构成骨骼的重要物质，

并且参与糖类的代谢，可促进心肌的收缩，维持血管、牙龈及牙齿的健康。

❸ 姬松茸富含膳食纤维，可在肠道中吸附致癌物质，并使其迅速排出体外，预防胃肠道疾病及大肠癌。

购买技巧

目前，有许多市售的姬松茸健康食品，消费者要注意产品标识上高分子多糖体的含量，一般来说，高分子多糖体的含量必须在5%以上；劣质品中的高分子多糖体可能会被大量价格低廉的糊精替代，这样就无法达到预期的保健功效，消费者要小心，不要受骗。

饮食禁忌

姬松茸属高钾食物，嘌呤含量高，高尿酸血症者需控制食用量。

姬松茸炖鸡汤

材料：
姬松茸（干）50 克，乌鸡 1 只（约 1200 克），水 10 杯，生姜片适量

- 热量 2996 千卡
- 糖类 3.5 克
- 蛋白质 194.9 克
- 脂肪 239 克
- 膳食纤维 2 克

调味料：
盐适量

做法：

❶ 将乌鸡切块，汆烫后洗净备用；姬松茸（干）以清水冲洗，然后用温水泡软。

❷ 将姬松茸和泡其的汁水放进已加水的锅中，煮沸半小时。

❸ 加入乌鸡块和生姜片，再炖煮约半小时，最后加盐调味即可。

功效解读

姬松茸含有具生物活性的多糖体，有不错的抗癌效果；其萃取物可抑制肿瘤血管新生，还可增强免疫力。

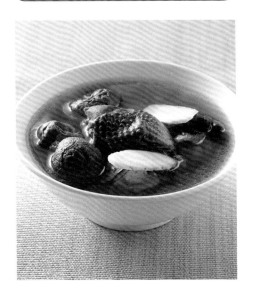

腰果鲜菇汤

材料：
生腰果、秀珍菇各 50 克，姬松茸 30 克，枸杞子 10 克，圆白菜 200 克，红枣 20 克，水 3 杯

- 热量 489.7 千卡
- 糖类 47.7 克
- 蛋白质 15.4 克
- 脂肪 26.3 克
- 膳食纤维 14.9 克

调味料：
纯米酒 2 大匙，盐 1/2 小匙

做法：

❶ 将所有材料洗净。将生腰果、红枣、枸杞子放入汤锅中熬煮。

❷ 将其余材料加入做法 ❶ 的材料中一起煮开。

❸ 起锅前加入调味料略煮即可。

功效解读

姬松茸含有 β – 葡聚糖，能增强人体免疫功能，并能增强巨噬细胞、T 淋巴细胞和"自然杀手"细胞的活性，有良好的抗癌效果。

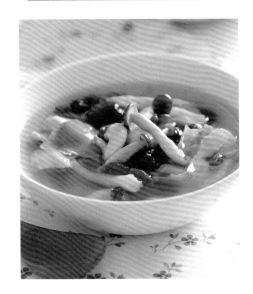

鲜美菌类防癌食材

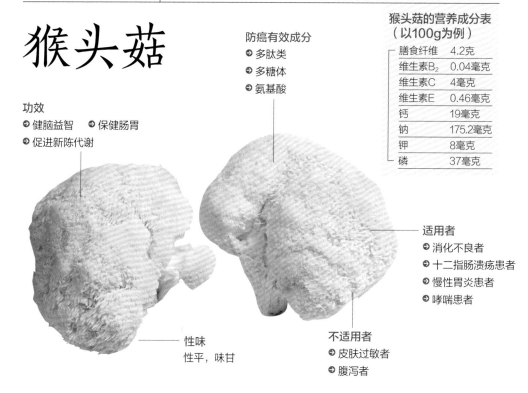

英文名：Hericium Erinaceus	别名：猴头蘑、猬菌	提示：含多糖体及多肽类，能预防消化道癌症

猴头菇

防癌有效成分
- 多肽类
- 多糖体
- 氨基酸

功效
- 健脑益智
- 保健肠胃
- 促进新陈代谢

性味
性平，味甘

猴头菇的营养成分表（以100g为例）	
膳食纤维	4.2克
维生素B$_2$	0.04毫克
维生素C	4毫克
维生素E	0.46毫克
钙	19毫克
钠	175.2毫克
钾	8毫克
磷	37毫克

适用者
- 消化不良者
- 十二指肠溃疡患者
- 慢性胃炎患者
- 哮喘患者

不适用者
- 皮肤过敏者
- 腹泻者

防癌原理

❶ 猴头菇含有的多糖体及多肽类，对于消化道癌症和其他恶性肿瘤，具有一定的预防作用。

❷ 临床实验证明，经常食用猴头菇可增强人体消化系统的免疫功能，预防消化道癌症。猴头菇的营养价值极高，其所含的氨基酸种类超过 16 种。人体必需的 8 种氨基酸，猴头菇中就含有 7 种，猴头菇还含有多种维生素和较高的矿物质成分。

食用效果

❶ 猴头菇内含有谷氨酸。谷氨酸是大脑的递质，是调节脑细胞活力的一种氨基酸，可增加神经冲动的传导。适度补充谷氨酸，有助于大脑智力的增长。

❷ 猴头菇性平，味甘，能利五脏、助消化、滋补，对治疗消化不良、神经衰弱、十二指肠溃疡及慢性胃炎有良好的功效。

选购食用

❶ 选购猴头菇时，以菇体饱满、圆润，菌发紧实不脱落，无异味者为佳；猴头菇新鲜时，为白色，干燥后则转为淡褐色。

❷ 食用干燥的猴头菇时，要经过洗涤、泡发、漂洗和烹调 4 个阶段。

❸ 无论是煮汤、油炸，还是炒，猴头菇都有不错的口感。

饮食宜忌

❶ 皮肤过敏者和腹泻者不宜食用猴头菇。

❷ 猴头菇适合消化不良、十二指肠溃疡、慢性胃炎、哮喘等疾病的患者食用。

猴头菇瘦肉汤

材料：

鲜猴头菇约 40 克，瘦肉 250 克，桂圆肉 10 克，山药 10 克，陈皮 1 克，水 10 杯

- 热量 491.6 千卡
- 糖类 41.3 克
- 蛋白质 60.4 克
- 脂肪 8.7 克
- 膳食纤维 5.8 克

调味料：

盐适量

做法：

❶ 将鲜猴头菇洗净，切块；猪瘦肉洗净，汆烫备用。

❷ 在锅内加水煮开，加入所有材料煮沸。

❸ 转小火，炖 2 小时，加盐调味即可。

功效解读

猴头菇含多酚类化合物，抗氧化能力强；枸杞子含有枸杞多糖，可抑制肝癌细胞的生长；山药富含皂苷，可促进免疫细胞增生，抑制细胞突变。

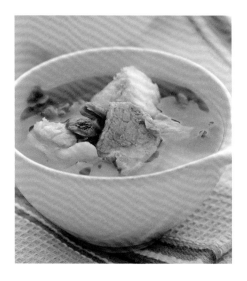

红烧猴头菇

材料：

猴头菇 3 朵，百叶豆腐 1 块，白萝卜 100 克，小油菜 1 朵，生姜片 10 克，水适量

- 热量 312.4 千卡
- 糖类 22.3 克
- 蛋白质 8.8 克
- 脂肪 20.9 克
- 膳食纤维 5.4 克

调味料：

橄榄油、蚝油各 1 大匙，白糖 1 小匙，水 50 毫升

做法：

❶ 将白萝卜、百叶豆腐洗净，切块；小油菜洗净，掰成单叶；猴头菇泡软后，用手撕成块状备用。

❷ 热锅放油，爆香生姜片；放入做法 ❶ 的材料及蚝油、白糖、水，小火煮至汤汁收干即可。

功效解读

猴头菇的营养价值极高，其所含的氨基酸种类多达 16 种以上，并且含有多种多糖类物质，对癌细胞有明显的抑制作用。

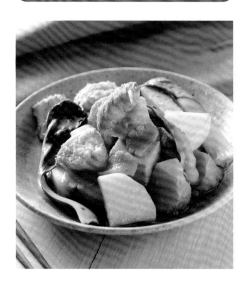

鲜美菌类防癌食材

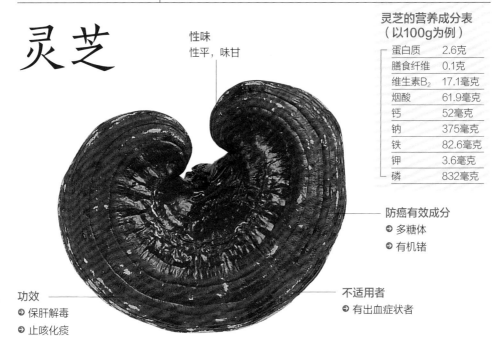

灵芝

性味
性平，味甘

灵芝的营养成分表（以100g为例）

蛋白质	2.6克
膳食纤维	0.1克
维生素B$_2$	17.1毫克
烟酸	61.9毫克
钙	52毫克
钠	375毫克
铁	82.6毫克
钾	3.6毫克
磷	832毫克

防癌有效成分
➡ 多糖体
➡ 有机锗

功效
➡ 保肝解毒
➡ 止咳化痰

不适用者
➡ 有出血症状者

防癌原理

❶ 灵芝中的多糖体可调节"自然杀手"细胞、巨噬细胞、T淋巴细胞、B淋巴细胞等活性，增强人体的免疫功能，达到抗癌的效果。

❷ 灵芝含有有机锗，可以提高人体血液中的含氧量，进而增强人体细胞的代谢功能，减少不正常自体免疫性疾病的发生。

食用效果

❶ 灵芝中的灵芝酸可减轻肝炎和肝纤维化，是灵芝有护肝功能的主要原因之一。

❷ 灵芝中小分子蛋白质的组成构造与人体的免疫球蛋白类似，有助于调节人体免疫系统，增强免疫力。

❸ 灵芝中的腺苷及其衍生物有抑制血小板聚集的作用，可预防血栓形成。

❹ 灵芝性平，味甘，归心、肺、肝经，适用于气血两虚、食欲不振、心悸、失眠、健忘、气喘、久咳不愈、大便稀薄等症。

挑选辨别

❶ 坊间迷信千年灵芝的神奇药效，其实是误传，灵芝以1年左右长成者，成分、质量最好，过老的灵芝会像木头，药理成分的活性与含量都相对较低。

❷ 灵芝与牛樟芝都可用来增强免疫力，许多人把牛樟芝误认为是灵芝的一种，事实上，两者并不是同一种。

饮食禁忌

灵芝具有抗凝血的作用，正在大量出血的人、手术前后数日的患者及接受器官移植手术的患者，都不宜食用灵芝。

滋补灵芝饭

材料：
灵芝 2 克，糯米 80 克，水适量

- 热量 298.5 千卡
- 糖类 66.7 克
- 蛋白质 6.3 克
- 脂肪 0.7 克
- 膳食纤维 0.2 克

调味料：
白糖 5 克

做法：

1 将灵芝洗净，放入棉布袋中，以绵绳系紧，加热水冲泡 10 ~ 20 分钟后，过滤出汤汁。

2 将糯米清洗干净，加入清水，放入电饭锅中蒸熟。

3 糯米快熟时淋上灵芝汁，加入白糖调味即可。

功效解读

　　灵芝中的灵芝多糖能提高免疫细胞的功能，增强吞噬细胞吞噬病原菌的能力，促进巨噬细胞释出，防癌效果极佳。

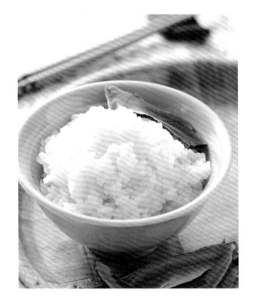

灵芝粉蒸肉

材料：
灵芝 3 克，猪肉 100 克

- 热量 204.5 千卡
- 糖类 0.2 克
- 蛋白质 20.2 克
- 脂肪 13.2 克
- 膳食纤维 0.1 克

调味料：
酱油 5 毫升，盐 5 克，橄榄油 10 毫升

做法：

1 将灵芝洗净，晒干，磨成粉末状备用。

2 将猪肉洗净，剁成肉酱，加入灵芝粉末、酱油、橄榄油和盐拌匀，做成球状。

3 隔水蒸熟即可。

功效解读

　　灵芝所含的的灵芝酸能抑制癌细胞的生长；其含有丰富的三萜类化合物可调节免疫功能，有抗癌的功效。

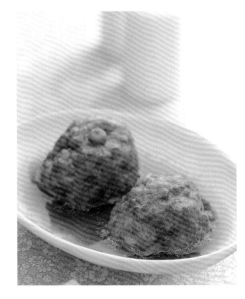

鲜美菌类防癌食材

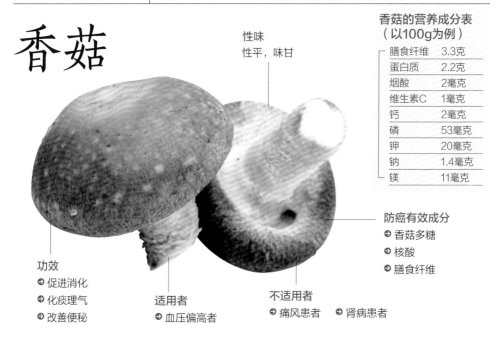

香菇

性味
性平，味甘

香菇的营养成分表
（以100g为例）

膳食纤维	3.3克
蛋白质	2.2克
烟酸	2毫克
维生素C	1毫克
钙	2毫克
磷	53毫克
钾	20毫克
钠	1.4毫克
镁	11毫克

防癌有效成分
- 香菇多糖
- 核酸
- 膳食纤维

功效
- 促进消化
- 化痰理气
- 改善便秘

适用者
- 血压偏高者

不适用者
- 痛风患者　 - 肾病患者

防癌原理

❶ 香菇含有香菇多糖，能增强人体的免疫功能，并激活人体内的"自然杀手"细胞、T淋巴细胞和吞噬细胞，促进人体产生抗体，抑制癌细胞的生长与繁殖。

❷ 香菇中的核酸可保证细胞发育正常，防止癌细胞形成。

❸ 香菇含有大量膳食纤维，可使胃肠道内积存的废物排出体外，预防胃肠道癌变或其他病变。

食用效果

❶ 中医认为，香菇性平，味甘，入胃、肝两经，可化痰理气、益胃助食，能改善便秘症状。

❷ 香菇所含的核酸类物质可抑制血清和肝脏中胆固醇的增加，还可促进血液循环、防止动脉硬化、调节血压。

❸ 香菇中的诱导干扰素剂可对病毒（如单纯性疱疹病毒）加以控制。当人体免疫功能失调时，可多食用香菇及香菇汁，以调节免疫力。

食用保存

❶ 烹调香菇前，需要用温水浸泡。适度泡发香菇，可使其中的核糖、核酸催化并释出鲜味物质，但不宜浸泡过久。

❷ 泡香菇的水不要倒掉，因为这些水可以加入菜肴中，增加鲜味。

❸ 香菇容易发霉，可在阳光下曝晒后再干燥收藏，这样还可增加维生素 D 的含量。

饮食禁忌

❶ 香菇属嘌呤含量较高的食物，肾病患者或痛风患者不宜多食。

❷ 野生香菇很难判断是否有毒性，勿随意采摘野生香菇来食用。

香菇茭白

材料：
鲜香菇丝 30 克，茭白丝
200 克，大蒜末 20 克

- 热量 68.7 千卡
- 糖类 11.7 克
- 蛋白质 4 克
- 脂肪 1.5 克
- 膳食纤维 5.4 克

调味料：
盐、食用油各 2 克，酱油适量，白糖 1 克

做法：

❶ 将鲜香菇丝和茭白丝分别洗净，氽烫，
   捞出沥干备用。

❷ 炒锅加油烧热，加入做法 ❶ 的材料、大
   蒜末及调味料，翻炒均匀即可。

功效解读

　　研究发现，香菇含有多糖聚合物，有
抑制细胞癌变的作用。另外，色白的茭白
富含植化素，具有很强的抗氧化能力。

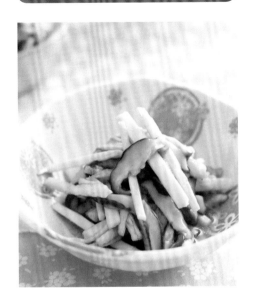

香菇焖鲑鱼

材料：
鲜香菇 150 克，鲑鱼 80
克，山芹菜（较嫩部位）
100 克，水 3/4 杯

- 热量 318.7 千卡
- 糖类 11.9 克
- 蛋白质 19.8 克
- 脂肪 22 克
- 膳食纤维 7.6 克

调味料：
a 盐、胡椒粉、料酒各适量
b 酱油 1/2 大匙，白糖适量

做法：

❶ 将鲜香菇洗净，切块；鲑鱼切块；山芹
   菜洗净，切段。

❷ 将鲑鱼块用调味料 a 略腌。

❸ 将鲑鱼块、鲜香菇块及水入锅焖煮 4 分钟。

❹ 加入调味料 b 煮熟，盛盘后，撒上山芹
   菜段即可。

功效解读

　　香菇含有香菇多糖，可以提高细胞的
免疫功能，对肝癌有抑制作用，并具有防
癌的作用。

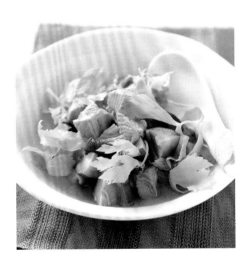

鲜美菌类防癌食材

香菇鸡汤

材料：

土鸡 1000 克，鲜香菇 20 克，竹笋 500 克，水适量

● 热量 1634 千卡
● 糖类 25.3 克
● 蛋白质 110.2 克
● 脂肪 120.8 克
● 膳食纤维 15 克

调味料：

盐 1 大匙

做法：

❶ 将土鸡剁成块状，洗净，用沸水氽烫，再用清水洗净。

❷ 将鲜香菇洗净，去蒂头，切块；竹笋洗净，剥皮，切块备用。

❸ 锅内加入适量水煮沸，放入香菇块、竹笋块和土鸡块，煮约 20 分钟，最后加盐调味即可。

功效解读

香菇富含 β - 葡聚糖，可抗病毒与抗癌；鸡肉含有蛋白质，可补充体力、增强免疫力；竹笋中的膳食纤维能促进人体内的废物代谢，防止细胞癌变。

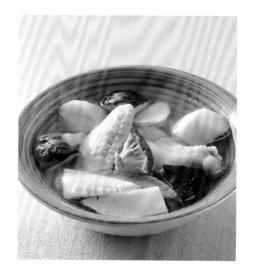

香菇烩白菜

材料：

小白菜 100 克，香菇 15 克

● 热量 25 千卡
● 糖类 4.2 克
● 蛋白质 2 克
● 脂肪 0.4 克
● 膳食纤维 3 克

调味料：

盐、酱油、橄榄油各适量

做法：

❶ 将香菇洗净，用温开水略泡，去蒂，划十字；将小白菜洗净，切段备用。

❷ 锅中放油烧热，加入小白菜段略炒，再放香菇一起炒。

❸ 加入适量水，以盐与酱油调味，盖上锅盖，待小白菜段煮软即可。

功效解读

小白菜含有丰富的多糖体及维生素 C，可保护细胞不受自由基的侵害，减少癌细胞对人体的侵害；香菇中丰富的 β - 葡聚糖有抗病毒与抗癌的效果。

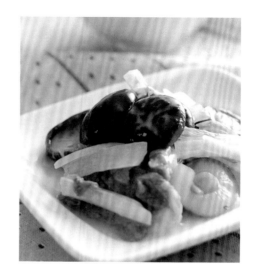

第六章
五谷杂粮类防癌食材

实验研究发现，五谷杂粮不仅含有丰富的维生素，尤其是B族维生素，还含有具有抗氧化作用的木质素，可清除人体内的自由基，具有抗癌的功效。

小麦、大麦、燕麦等谷类中所含的木质素，经微生物发酵作用后，具有清除血管内自由基的功效，可以说是"血管的清道夫"。同时，木质素具有抑制胆固醇增生及预防癌症的功效，还可以缩短食物在肠道内停留的时间，减少肠道对废物的吸收，因此是预防大肠癌最好的成分。

建议以未经加工的全谷粮替代精制谷类，作为营养主食，如糙米、全麦、燕麦等都是不错的选择。

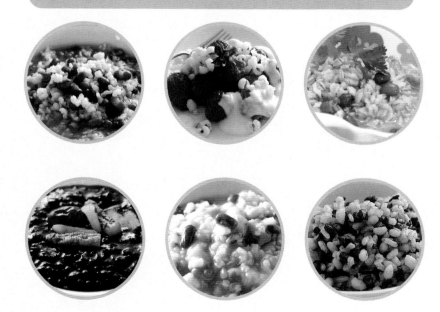

英文名：Unpolished Rice	别名：玄米	提示：保存稻米大多营养成分，排毒防癌，抗衰老

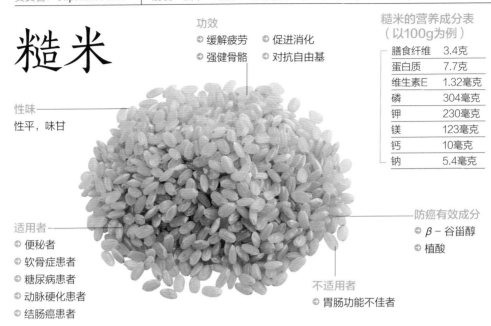

糙米

功效
- 缓解疲劳
- 强健骨骼
- 促进消化
- 对抗自由基

糙米的营养成分表
（以100g为例）

膳食纤维	3.4克
蛋白质	7.7克
维生素E	1.32毫克
磷	304毫克
钾	230毫克
镁	123毫克
钙	10毫克
钠	5.4毫克

性味
性平，味甘

适用者
- 便秘者
- 软骨症患者
- 糖尿病患者
- 动脉硬化患者
- 结肠癌患者

防癌有效成分
- β - 谷甾醇
- 植酸

不适用者
- 胃肠功能不佳者

防癌原理

糙米含有与胆固醇代谢有关的特殊成分 β - 谷甾醇及植酸，可和有毒的重金属如汞、铅、镉等结合，随粪便一起排出体外，降低大肠癌的发病率。

食用效果

1. 糙米中的锌、铬、锰、钒等微量元素，对血糖耐受性受损的人很有帮助，利于调节血糖。

2. 糙米中的B族维生素可提高能量代谢率，可有效分解、消耗糖分与脂肪，还能预防脚气病；糙米所含的维生素C可防止组成细胞的脂质酸化，具有抗衰老的作用。

3. 糙米含有维生素E，可以对抗自由基，预防衰老；糙米所含的维生素K可促进钙质代谢，强健骨骼。

4. 糙米含有丰富的膳食纤维，可促进胃肠道蠕动，使粪便比较柔软且易于排出。

食用方法

1. 将糙米磨成粉。糙米粉不仅会保存糙米的米糠层和胚芽，也含有大量B族维生素、维生素E及丰富的膳食纤维，还能解决糙米难煮及不易消化的问题。

2. 若觉得糙米难煮，不妨考虑使用有煮糙米模式的电饭锅，依照指示操作，就能轻松煮出可口又养生的糙米饭。

3. 糙米含有植酸，会影响蛋白质、铁、钙、镁等在人体内的吸收率。为了充分吸收营养成分，清洗糙米后，最好用温水浸泡30分钟以上，这样可使糙米中大部分的植酸溶出，从而提高对营养物质的吸收率。

饮食宜忌

1. 糙米较不易消化，胃肠功能不佳者不宜多食用，容易导致胀气。

2. 糙米适合软骨症、糖尿病、动脉硬化患者食用；便秘、结肠癌患者可以多食用糙米。

抗氧化 + 预防细胞癌变

南瓜糙米粥

材料：

黄豆 50 克，糙米 100 克，
南瓜 120 克，排骨 240 克，
水 6 杯

- 热量 1220.4 千卡
- 糖类 107.2 克
- 蛋白质 71.1 克
- 脂肪 56.2 克
- 膳食纤维 12.3 克

调味料：

盐适量

做法：

1. 将黄豆洗净，浸泡 3 ~ 4 小时；糙米洗净，泡水约 1 小时；南瓜去皮，切块；排骨洗净，切块，氽烫备用。
2. 锅中先加入黄豆和水，用中火煮至黄豆酥软。
3. 加入糙米、排骨块及南瓜块，改用大火煮开，然后转小火慢煮至黄豆变软即可。

功效解读

糙米含有丰富的抗氧化矿物质硒。研究发现，硒可以减少人体内过氧化物的生成，具有预防细胞癌变的作用。

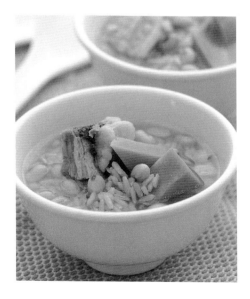

增强免疫力 + 预防癌症

红豆糙米粥

材料：

红豆 1/4 杯，糙米 1/2 杯，
水适量

- 热量 317.8 千卡
- 糖类 66.8 克
- 蛋白质 9.3 克
- 脂肪 1.6 克
- 膳食纤维 4.3 克

调味料：

白糖适量

做法：

1. 将所有材料洗净，放入锅中加适量清水沸煮。
2. 煮沸后改小火煮，煮成粥后加白糖调味即可。

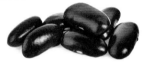

功效解读

糙米富含 B 族维生素及膳食纤维，有助于将致癌物排出体外；糙米中的水溶性营养成分可增强人体的免疫力，有预防癌症的功效。

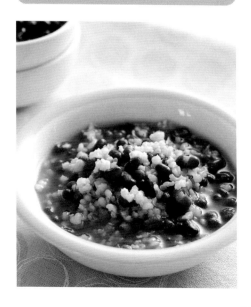

薏苡仁

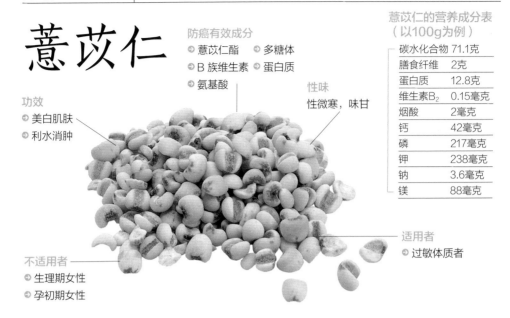

防癌有效成分
- 薏苡仁酯
- 多糖体
- B 族维生素
- 蛋白质
- 氨基酸

性味
性微寒，味甘

功效
- 美白肌肤
- 利水消肿

不适用者
- 生理期女性
- 孕初期女性

适用者
- 过敏体质者

薏苡仁的营养成分表（以100g为例）

碳水化合物	71.1克
膳食纤维	2克
蛋白质	12.8克
维生素B_2	0.15毫克
烟酸	2毫克
钙	42毫克
磷	217毫克
钾	238毫克
钠	3.6毫克
镁	88毫克

防癌原理

1. 薏苡仁含有 B 族维生素、蛋白质、氨基酸，可以增强人体免疫力，有防癌抗癌的功效。

2. 薏苡仁含有多糖体、薏苡仁酯，有增强免疫力、抗过敏及抑制癌细胞生长的功效，常用于预防胃癌、大肠癌、宫颈癌等。

3. 经医学实验证实，没有去除麸皮的红薏苡仁更利于降低大肠癌的发病率。

食用效果

1. 薏苡仁中的膳食纤维可借由吸附胆碱，促使胆固醇转化成胆碱，从而调节血液中胆固醇的含量。

2. 薏苡仁中所含的维生素 B_1、维生素 B_2，具有减少皮肤黑色素沉积的作用，能使皮肤角质软化，从而改善粉刺及皮肤粗糙的问题。

3. 经常食用薏苡仁，对过敏性鼻炎、过敏性皮肤病都有缓解作用，但至少要每天吃一碗，吃 2 ~ 3 个月才能见效。

食用使用

1. 薏苡仁属于五谷米类，所以烹煮前要洗净后泡水 4 ~ 6 小时，煮时才会裂开软烂。

2. 异位性皮肤炎患者可用薏苡仁水擦拭身体，以减缓瘙痒。

3. 红薏苡仁因未去除麸皮，纤维质、维生素等营养成分的含量较高，但有血糖问题者不要多吃。如每天 3 碗饭，可将其中1碗饭改成薏苡仁饭或糙米薏苡仁饭。

饮食宜忌

1. 女性怀孕初期不能吃薏苡仁，以免子宫收缩造成流产；怀孕晚期可吃一点，有助于减轻水肿，但需注意摄入量。

2. 薏苡仁性微寒，建议女性生理期尽量避免食用。

抗炎抗癌 + 增强免疫力

冬瓜薏苡仁粥

材料：
冬瓜 120 克，薏苡仁 40 克，大米 30 克，水适量

- 热量 271.3 千卡
- 糖类 51.1 克
- 蛋白质 8.6 克
- 脂肪 3.4 克
- 膳食纤维 2 克

调味料：
盐适量

做法：

① 将大米和薏苡仁分别洗净；冬瓜去皮、瓤，洗净，切块备用。

② 将冬瓜块、大米、薏苡仁和适量水放入锅中，用大火煮开，去除表面的泡沫、杂质，再用小火煮至熟烂成粥，最后加盐调味即可。

功效解读

薏苡仁富含不饱和脂肪酸，具有抗炎的功效；薏苡仁中所含的薏苡仁酯植化素可增加人体免疫细胞的活性，并强化免疫功能，达到抗癌的作用。

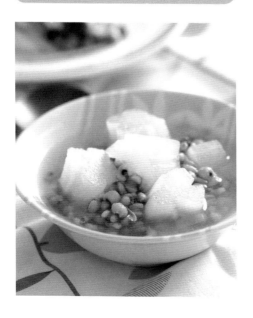

增强免疫细胞活性 + 排出致癌物

酸奶草莓薏苡仁沙拉

材料：
草莓 60 克，低脂原味酸奶 100 毫升，薏苡仁 40 克

- 热量 283 千卡
- 糖类 45.5 克
- 蛋白质 10.4 克
- 脂肪 7 克
- 膳食纤维 1.6 克

做法：

① 将薏苡仁洗净，放入水中，煮沸后继续煮约 1 小时，煮至汤汁浓稠（可以前一天晚上先煮好，放入冰箱备用）。

② 将草莓去蒂，洗净放入盘中，然后加入低脂原味酸奶与薏苡仁汤即可。

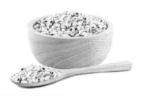

功效解读

薏苡仁具有抗癌、美容的功效；酸奶富含乳酸菌，可帮助肠道将致癌物排出体外。两者皆可增强人体内免疫细胞的活性，有助于预防癌症。

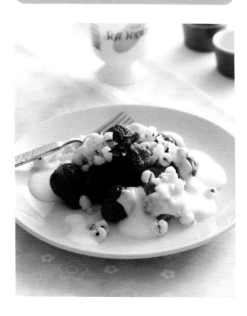

英文名：Purple Rice	别名：接骨糯、紫珍珠	提示：富含花青素，有效抗氧化，抑制癌细胞的生长

紫米

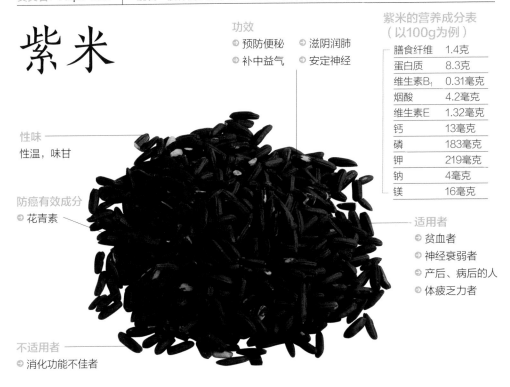

功效
⟶ 预防便秘　⟶ 滋阴润肺
⟶ 补中益气　⟶ 安定神经

紫米的营养成分表（以100g为例）

膳食纤维	1.4克
蛋白质	8.3克
维生素B$_1$	0.31毫克
烟酸	4.2毫克
维生素E	1.32毫克
钙	13毫克
磷	183毫克
钾	219毫克
钠	4毫克
镁	16毫克

性味
性温，味甘

防癌有效成分
⊙ 花青素

适用者
⟶ 贫血者
⟶ 神经衰弱者
⟶ 产后、病后的人
⟶ 体疲乏力者

不适用者
⟶ 消化功能不佳者

防癌原理

紫米富含花青素，具有良好的抗氧化功能。研究发现，花青素不会对一般细胞造成损害，而且可维持血管弹性、清除胆固醇、避免血小板聚集。紫米中的花青素还具有抗菌、增强免疫力、抑制癌细胞生长的功效，可延缓衰老。

食用效果

1. 中医认为，紫米性温，味甘，可润肺、安定神经、滋阴养胃、补中益气、明目、活血。
2. 紫米富含铁质，具有补血暖身的功效。

选购技巧

1. 紫米的外表糠层部分因含有水溶性植物色素，所以紫米看起来就是黑色、深紫色或红色的。选购紫米时，以色黑、均匀无异色、米粒饱满、无虫咬者为优。
2. 注意别买到经染色处理的假紫米，可将买回来的紫米糠层去除，若内部呈现紫色或白色，则为正常的紫米；若内部呈现色素不规则分布的状况，可能是经染色处理的假紫米。

饮食宜忌

1. 紫米不易软烂，若食用前未煮烂，则其中大多数营养成分无法被人体吸收，且吃多了容易引起胃肠炎。因此，消化功能不佳者应避免食用未煮烂的紫米。
2. 紫米适合贫血、神经衰弱、产后、病后的人食用；体疲乏力、多汗、盗汗的人也可以多食用紫米。

抗氧化 + 养颜抗衰

防癌紫米粥

材料：
紫米 1 杯，党参 45 克，
茯神 15 克，麦门冬 15 克，
红枣 15 颗，水 10 杯

- 热量 769.9 千卡
- 糖类 155.3 克
- 蛋白质 18.7 克
- 脂肪 7.3 克
- 膳食纤维 7.4 克

调味料：
红糖 2 小匙，椰浆 1 大匙

做法：

❶ 将所有材料洗净。党参、红枣、茯神、麦门冬放入陶锅，加 10 杯水，小火煎成 8 杯量药汁。

❷ 将药汁与紫米放入锅中，熬煮成粥，加红糖调匀。

❸ 食用前，加入椰浆即可。

功效解读

　　紫米含有丰富的花青素，除对皮肤有抗衰效果外，还具有抗氧化、防癌的功效；红枣中的维生素 C 含量相当高，有抑制癌细胞生长的作用。

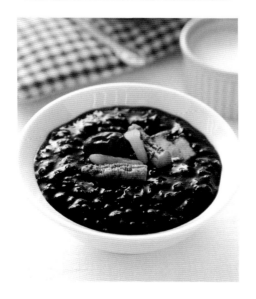

预防动脉硬化 + 防癌抗癌

紫米牛奶饮

材料：
紫米 10 克，杏仁粉 30 克，
牛奶 1.5 杯

- 热量 503.3 千卡
- 糖类 65.9 克
- 蛋白质 17.3 克
- 脂肪 18.9 克
- 膳食纤维 0.6 克

调味料：
白糖 2 小匙

做法：

❶ 将紫米洗净，蒸熟备用。

❷ 将紫米及杏仁粉加入榨汁机中，加入适量牛奶一起榨成汁，最后加入剩余牛奶，加白糖调味即可。

功效解读

　　研究指出，紫米中的花青素除了可防癌、抗氧化，还可提高血清中高密度脂蛋白的浓度，有助于预防动脉粥样硬化；牛奶含有共轭亚麻油酸，具有调节血液中胆固醇的功效。

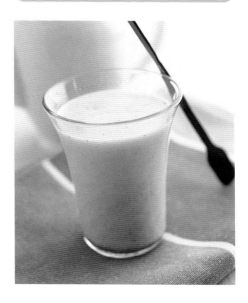

英文名：Wheat	别名：麦子、浮小麦、麸麦	提示：排毒，可预防大肠癌

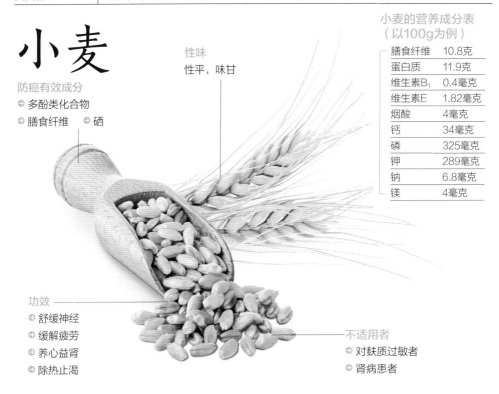

小麦

防癌有效成分
- 多酚类化合物
- 膳食纤维　硒

性味
性平，味甘

小麦的营养成分表
（以100g为例）

膳食纤维	10.8克
蛋白质	11.9克
维生素B₁	0.4毫克
维生素E	1.82毫克
烟酸	4毫克
钙	34毫克
磷	325毫克
钾	289毫克
钠	6.8毫克
镁	4毫克

功效
- 舒缓神经
- 缓解疲劳
- 养心益肾
- 除热止渴

不适用者
- 对麸质过敏者
- 肾病患者

防癌原理

1. 小麦含有大量膳食纤维，可促进胃肠蠕动，预防结肠癌及直肠癌。

2. 小麦麸皮中的多酚类化合物具有良好的抗氧化及清除人体内自由基的功效，对于预防糖尿病及某些癌症等很有好处。

3. 小麦中所含的硒能协助人体内排出砷及汞等毒素；硒也是一种抗氧化剂，可与谷胱甘肽相互作用，预防自由基对人体造成的伤害。

食用效果

1. 中医学认为，小麦入心、脾、肾经，具有养心、益肾、除热、止渴的功效。

2. 小麦中的硒能促进吞噬细胞的功能，增强人体免疫力，可抑制癌细胞的生长。

食用保存

1. 烹煮小麦需先以水浸泡1～2小时。小麦不仅可直接煮食，还可磨成面粉，或可酿酒、做面筋。

2. 小麦买回来后要尽早食用，不要放在日光直射或潮湿的地方，以免变质及生虫。

饮食禁忌

1. 麸质过敏症者应避免食用小麦。因麸质过敏主要是肠道对小麦中所含的小麦蛋白产生的不良反应，只要不吃小麦或面粉制食物，就不易引发过敏。

2. 小麦钾含量较高，肾病患者不宜食用。

高纤防癌＋排出体内废物

全麦红枣饭

材料：

燕麦、荞麦、大麦、小麦
各 30 克，大米 100 克，
红枣 3 颗，水 1.5 杯

- 热量 781.4 千卡
- 糖类 156.8 克
- 蛋白质 21 克
- 脂肪 6.6 克
- 膳食纤维 12.4 克

做法：

1. 将所有材料洗净。燕麦、荞麦、大麦和小麦浸水 2 小时后，捞起沥干；红枣去核备用。

2. 将所有材料放入电饭锅煮熟，再闷 10 分钟即可。

功效解读

　　此饭含有丰富的膳食纤维，可促使人体内的废物排出体外，预防大肠癌；小麦含有谷胱甘肽酶及微量元素硒，也是防癌的重要营养成分。

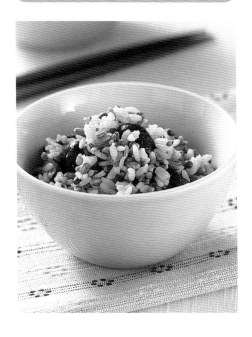

抑制异常细胞生长＋预防消化道癌症

豆香杂粮粥

材料：

黄豆、红豆、绿豆、糯米、
小米、小麦、高粱各 30 克，
水 4 杯

- 热量 759.2 千卡
- 糖类 133.6 克
- 蛋白质 38.1 克
- 脂肪 8 克
- 膳食纤维 17.7 克

做法：

1. 将所有材料洗净，浸泡约 8 小时备用。

2. 取锅加水煮沸，放入所有材料，以小火炖煮至杂粮颗粒熟软即可。

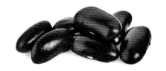

功效解读

　　小麦含有天然抗癌物 β－胡萝卜素，研究发现，β－胡萝卜素能抑制异常细胞的生长；小麦含有丰富的膳食纤维，能有效预防消化道癌症。

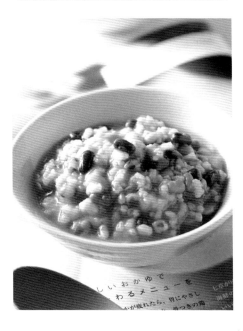

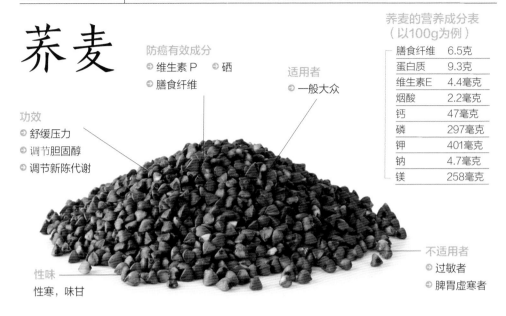

荞麦

防癌有效成分
- 维生素 P
- 硒
- 膳食纤维

适用者
- 一般大众

功效
- 舒缓压力
- 调节胆固醇
- 调节新陈代谢

性味
性寒，味甘

不适用者
- 过敏者
- 脾胃虚寒者

荞麦的营养成分表（以100g为例）

膳食纤维	6.5克
蛋白质	9.3克
维生素E	4.4毫克
烟酸	2.2毫克
钙	47毫克
磷	297毫克
钾	401毫克
钠	4.7毫克
镁	258毫克

防癌原理

1. 荞麦含有丰富的维生素 P，可强化微血管，并具有抗炎的特性。研究显示，维生素 P 亦具有抗病毒、抗细菌及抗癌的功效。

2. 荞麦含有丰富的膳食纤维，可刺激肠道蠕动，减少粪便在肠道内的停留时间，进而降低致癌物生成的概率。

3. 荞麦中的硒具有清除体内自由基的功效，可增强人体免疫力及抗衰老。

食用效果

1. 荞麦中丰富的 B 族维生素可协助人体调节新陈代谢，维持皮肤和肌肉的健康，增强免疫系统和神经系统的功能，促进细胞的生长和分裂，并可舒缓压力、舒缓情绪，减少心血管疾病的发生。

2. 荞麦中丰富的维生素 P 有助于维生素 C 的吸收和利用，并可协助维生素 C 维护胶原蛋白的合成与健康。

3. 荞麦含有镁元素，具有调节人体心肌活动的作用，可调节血液中胆固醇的含量，预防动脉硬化；同时，荞麦中的镁还能镇静神经，改善焦虑、失眠等。

食用方法

1. 将荞麦生粉与高筋小麦粉按比例混合后，可做成荞麦面，风味独特。

2. 目前市售的荞麦粉可单独冲泡加白糖饮用，或加在牛奶中饮用，使用方便且营养价值高。

饮食禁忌

1. 荞麦内含有荧光素，有些人食用后会得光敏感症（即荞麦病），或过敏性皮肤炎，如耳、鼻等处发炎、肿胀，甚至会得结膜炎、咽喉炎、支气管炎等疾病，所以，过敏者不宜食用荞麦。

2. 脾胃虚寒者不宜多食荞麦。

健康谷物饭

材料:

小米、紫米各 1/6 杯，发芽米 1/2 杯，水 2 杯，红薏苡仁、荞麦、燕麦各 1/4 杯

- 热量 1147.2 千卡
- 糖类 240 克
- 蛋白质 29.5 克
- 脂肪 83.5 克
- 膳食纤维 16.5 克

做法:

1. 将所有食材洗净，红薏苡仁和荞麦浸泡 2 小时备用。
2. 将红薏苡仁、荞麦和小米、紫米、发芽米、燕麦全部放入电饭锅内。
3. 加水至电饭锅中，将所有材料煮熟即可。

功效解读

荞麦含有 B 族维生素及微量元素硒，具有抗癌作用，对于由高血压、高脂血症、高血糖、动脉硬化引起的心脑血管疾病有保健作用。

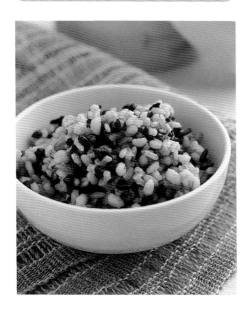

荞麦元气茶

材料:

荞麦 20 克，煎茶 12 克

- 热量 21.8 千卡
- 糖类 5 克
- 蛋白质 1.9 克
- 脂肪 0.2 克
- 膳食纤维 1.3 克

做法:

1. 将荞麦洗净，用小火炒熟，放凉备用。
2. 将荞麦与煎茶混合，盛入茶壶备用。
3. 汤锅煮适量热水，取部分热水冲入做法 2 的材料中，然后立即倒掉。
4. 冲入适量热水泡 40 分钟，滤出茶渣即可饮用。

功效解读

荞麦含有丰富的类黄酮、膳食纤维、亚麻油酸和多种维生素，以及铁、锌、钙等矿物质，能有效防癌抗癌；荞麦含有大量烟酸，能促进机体的新陈代谢，起到扩张血管和调节血中胆固醇的作用。

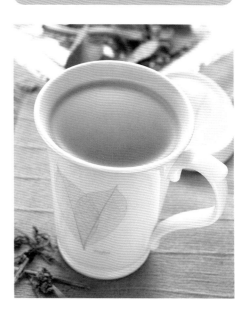

英文名：Oat	别名：雀麦、野麦子	提示：富含膳食纤维，有效吸附胃肠道中的致癌物，预防结肠癌

燕麦

功效
◎ 整肠通便　◎ 调节血糖
◎ 调节胆固醇

防癌有效成分
◎ 膳食纤维

燕麦的营养成分表
（以100g为例）

膳食纤维	6克
蛋白质	10.1克
维生素E	0.91毫克
钙	58毫克
磷	342毫克
钾	356毫克
镁	116毫克

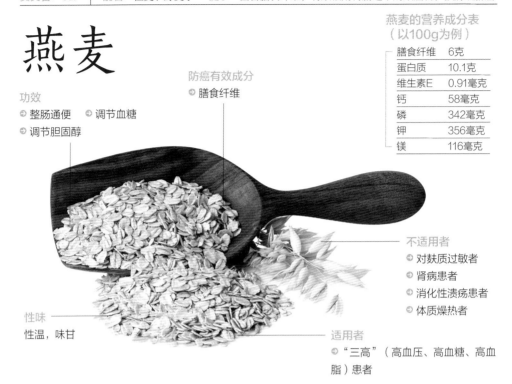

不适用者
◎ 对麸质过敏者
◎ 肾病患者
◎ 消化性溃疡患者
◎ 体质燥热者

性味
性温，味甘

适用者
◎ "三高"（高血压、高血糖、高血脂）患者

防癌原理

　　燕麦含有丰富的膳食纤维，可加快粪便通过肠道的速度，从而减轻便秘，并可有效吸附胃肠道中的致癌物质，预防结肠癌。

食用效果

① 燕麦中的 β - 葡聚醣可以促进胆酸及胆固醇的代谢，还能降低人体内低密度脂蛋白与高密度脂蛋白的比例，预防心血管疾病。

② 一般人适量食用燕麦，可减少抑制胰岛素所产生的升糖效应，进而降低 2 型糖尿病的发病率。

食用方法

① 先将燕麦泡水 2 ~ 3 小时，煮熟后与米饭拌在一起吃，或直接与大米掺在一起煮食。

② 燕麦中的某些维生素成分不耐高温，所以燕麦加热的时间越短越好，建议熟燕麦最多只煮 5 分钟，和牛奶一起煮则只需煮 3 分钟，而生燕麦煮的时间不要超过半小时，这样才能保留燕麦的营养成分。

饮食禁忌

① 肾病末期患者、透析者要斟酌燕麦的食用量，因全谷类食物中所含的磷都偏高，燕麦也不例外，食用前请先询问医生与营养师的意见。

② 尽管燕麦中麸质含量不高，但对麸质过敏者仍应谨慎食用。

③ 消化性溃疡患者不宜食用燕麦，体质燥热者亦不建议食用燕麦。

燕麦绿豆甜粥

材料：

燕麦 60 克，绿豆 100 克，小米 50 克，糯米 40 克，水适量

- 热量 970 千卡
- 糖类 183.2 克
- 蛋白质 39.4 克
- 脂肪 9.5 克
- 膳食纤维 16.1 克

调味料：

冰糖 15 克

做法：

1. 将绿豆洗净，浸泡于冷水中约 2 小时。

2. 将绿豆煮 2 小时，捞出备用。

3. 将其余材料洗净，以冷水浸泡 20 分钟，用大火煮沸后，转小火熬煮约 45 分钟，最后加入冰糖，煮至冰糖溶化即可。

功效解读

小米与糯米可补中益气，适合年长者或免疫力差者食用；绿豆、燕麦和小米都富含膳食纤维，可帮助肠道排出人体内的废物，预防大肠癌。

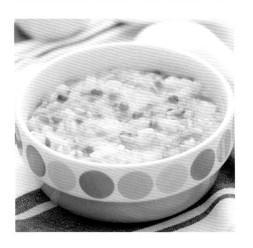

香蕉燕麦片

材料：

香蕉 80 克，苹果 100 克，核桃仁 20 克，花生仁 20 克，葡萄干 20 克，玉米片 50 克，大燕麦片 100 克，脱脂高钙牛奶 1 杯

- 热量 1201.7 千卡
- 糖类 198.8 克
- 蛋白质 34.6 克
- 脂肪 34.8 克
- 膳食纤维 12.6 克

调味料：

蜂蜜 1 大匙

做法：

1. 将香蕉剥皮，切片；苹果洗净，去籽，切块。

2. 将核桃仁与花生仁放入钵中，以杵捣碎，或置于塑料袋内用大汤匙压碎。

3. 将脱脂高钙牛奶、蜂蜜、玉米片、葡萄干、大燕麦片与做法 1、做法 2 的材料一同加入碗中拌匀即可。

功效解读

苹果含有苹果多酚，可促进免疫细胞的生长，预防细胞癌变。核桃富含 $\omega-3$ 不饱和脂肪酸，可以抑制癌细胞的生长。此品富含膳食纤维，利于排出人体内的废物。

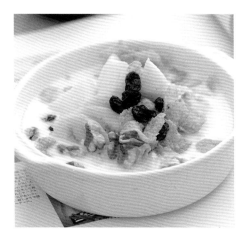

红豆燕麦粥

材料：
红豆、燕麦片各 30 克，
枸杞子 5 克，水适量

调味料：
香菜适量

- 热量 79.1 大卡
- 糖类 17.2 克
- 蛋白质 9.9 克
- 脂肪 0.2 克
- 膳食纤维 2.3 克

做法：

1. 将燕麦片洗净；红豆洗净，浸泡约 4 小时；枸杞子洗净，浸泡。
2. 将泡软的红豆、燕麦片放入锅中，加入适量水后，用中火煮开，再转小火煮至熟。
3. 放入泡好的枸杞子，撒上香菜即可。

功效解读

燕麦和红豆富含膳食纤维，具有健脾益气、补虚养胃、润肠通便、解毒、抗癌的功效，尤其适合气虚型便秘患者及高脂血症患者食用。

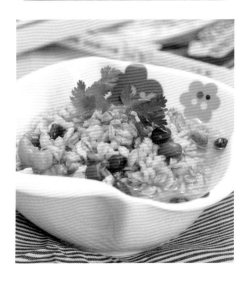

燕麦小米豆浆

材料：
黄豆、燕麦、小米各 30 克，
水适量

调味料：
白糖 3 克

- 热量 328.6 大卡
- 糖类 58.9 克
- 蛋白质 13.8 克
- 脂肪 5 克
- 膳食纤维 6.6 克

做法：

1. 将黄豆、小米洗净，用清水泡软，捞出洗净；燕麦洗净。
2. 将黄豆、燕麦、小米放入豆浆机中，加入适量水搅打成豆浆，倒入锅中用小火煮熟。
3. 滤出豆浆，加入白糖调味即可。

功效解读

此豆浆有调节胆固醇、健脾、利尿、消肿的功效，并且营养十分丰富，含有大量 B 族维生素，对人体的生长发育和新陈代谢有明显的促进作用；黄豆富含皂苷、异黄酮、硒等抗癌成分，对前列腺癌、皮肤癌、大肠癌、食管癌等癌症都有抑制作用。

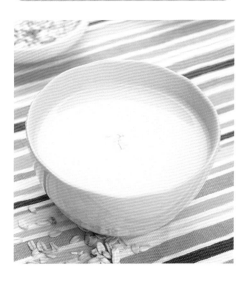

第七章
坚果种子类防癌食材

　　所谓坚果，是指含丰富油脂的种子类食物，如芝麻、核桃、南瓜子等。坚果中的油脂以单不饱和脂肪酸为主，能提高血液中高密度脂蛋白的浓度、降低低密度脂蛋白的浓度，具有调节血脂的功效，可减少心血管疾病的发生。坚果所含的膳食纤维可助消化、预防便秘。

　　坚果是维生素A、B族维生素、维生素C、维生素E，以及镁、铜、锰、硒等矿物质的优质来源，这些维生素和矿物质有抗氧化功能，可清除人体内的自由基，并修复受损细胞，还可促进人体内多种营养成分的代谢。

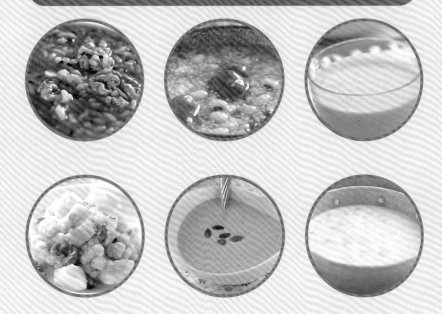

英文名：Chestnut	别名：板栗、大栗、栗果	提示：抗衰老，调节胆固醇

栗子

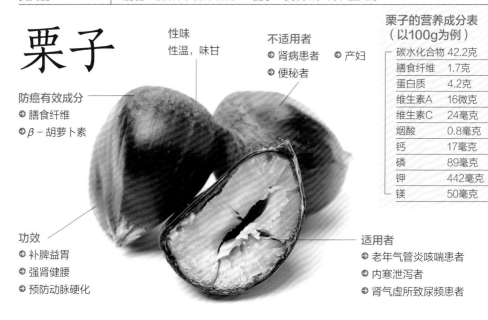

性味
性温，味甘

不适用者
- 肾病患者
- 产妇
- 便秘者

防癌有效成分
- 膳食纤维
- β-胡萝卜素

功效
- 补脾益胃
- 强肾健腰
- 预防动脉硬化

适用者
- 老年气管炎咳喘患者
- 内寒泄泻者
- 肾气虚所致尿频患者

栗子的营养成分表（以100g为例）

碳水化合物	42.2克
膳食纤维	1.7克
蛋白质	4.2克
维生素A	16微克
维生素C	24毫克
烟酸	0.8毫克
钙	17毫克
磷	89毫克
钾	442毫克
镁	50毫克

防癌原理

1. 栗子中膳食纤维的含量很高，有助于排出肠道内的废物，保护肠道健康，可有效预防大肠癌。

2. 栗子所含的 β-胡萝卜素是很强的抗氧化营养素，有助于增强抵抗力，并能预防细胞因氧化而癌变，进而达到预防癌症的目的。

食用效果

1. 栗子中的叶酸可促进胎儿神经系统的发育；栗子中的脂溶性维生素 E 能促进胎儿发育，可预防孕妇流产、早产，还可预防出现妊娠纹，对孕妇及胎儿都有益处。

2. 栗子中的不饱和脂肪酸对高血压、动脉硬化等疾病有调养和预防的功效。

3. 中医认为，栗子性温，味甘，能补脾胃、益气、益肾、强腰、消除脚肿及舒缓肌肉疲劳，尤其对老年人肾气不足有益，故栗子又被称为"肾之果"。

食用方法

1. 栗子可与五谷同煮，并可作为正餐，这样既可摄取栗子的营养，又不会摄入过多热量，还可强化其营养价值；卤肉中也很适合放入栗子，可增添风味。

2. 栗子常见的吃法有糖炒栗子、栗子蛋糕等；还可将栗子蒸熟，压碎或打碎，加入牛奶跟适量白糖，做成棒冰或冰激凌。

饮食宜忌

1. 老年气管炎咳喘患者、内寒泄泻者可多吃栗子；栗子也适合肾气虚所致尿频患者吃。

2. 坚果类食物通常含较多的钾，栗子也不例外，肾病患者需节制食用；产妇、便秘者不宜多食用。

3. 新鲜栗子容易变质霉烂，吃了发霉的栗子会中毒，因此不能吃。

红薯蒸栗子

材料:
红薯 250 克,栗子 100 克

● 热量 623 千卡
● 糖类 123 克
● 蛋白质 6 克
● 脂肪 11.3 克
● 膳食纤维 12.3 克

调味料:
冰糖 10 克,橄榄油 2 小匙

做法:

❶ 用刀将栗子从中间切小口,放入水中稍煮后捞出,浸凉水并剥掉壳后备用。

❷ 将红薯洗净,去皮,切成适当小块,再和栗子一起放进橄榄油锅中炸,色泽变深黄即可捞出,放入碗中。

❸ 加冰糖至做法 ❷ 的碗中,放入蒸锅蒸至红薯和栗子熟透即可。

功效解读

　　栗子中膳食纤维的含量高,搭配同样富含膳食纤维的红薯,可加速排出肠道内的废物,保护肠道健康,预防大肠癌。

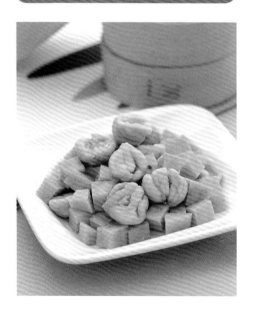

黄豆栗子粥

材料:
花生、黄豆各 50 克,栗子(去壳)100 克,糯米 90 克,水适量

● 热量 983.3 千卡
● 糖类 137.4 克
● 蛋白质 41.7 克
● 脂肪 29.7 克
● 膳食纤维 19.5 克

做法:

❶ 将所有材料清洗干净。

❷ 将黄豆预先放在水中浸泡一晚。

❸ 将所有材料放入锅中熬煮成粥即可。

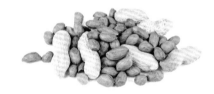

功效解读

　　栗子富含不饱和脂肪酸及维生素、矿物质,具有抗氧化与防癌的功效,并且对预防高血压、动脉硬化等疾病也很有帮助。

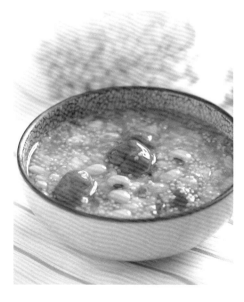

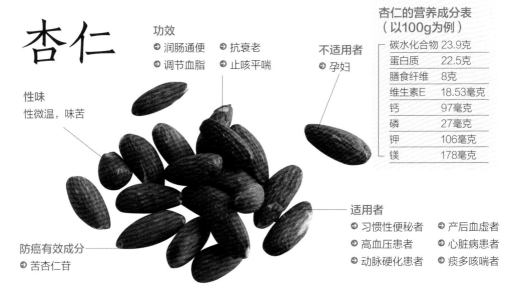

英文名：Almond　　别名：杏实、杏核仁、杏子　　提示：调节胆固醇，排出人体内的废物

杏仁

功效
- ➲ 润肠通便
- ➲ 调节血脂
- ➲ 抗衰老
- ➲ 止咳平喘

性味
性微温，味苦

不适用者
- ➲ 孕妇

杏仁的营养成分表（以100g为例）

碳水化合物	23.9克
蛋白质	22.5克
膳食纤维	8克
维生素E	18.53毫克
钙	97毫克
磷	27毫克
钾	106毫克
镁	178毫克

防癌有效成分
- ➲ 苦杏仁苷

适用者
- ➲ 习惯性便秘者
- ➲ 产后血虚者
- ➲ 高血压患者
- ➲ 心脏病患者
- ➲ 动脉硬化患者
- ➲ 痰多咳喘者

防癌原理

　　实验证明，杏仁中所含的苦杏仁苷可抑制癌细胞生长。

食用效果

❶ 杏仁含有特殊的植化素——苦杏仁苷，在自然界食物中，苦杏仁苷只存在于杏、桃、李、梨、苹果、黑梅等水果的黑色果核中。苦杏仁苷可促进能量代谢，刺激胃酸分泌，增进食欲，帮助消化；还可调节血压，清除自由基，具有抗衰老的作用。

❷ 中医学认为，杏仁性微温，味苦，有小毒，入肺与大肠经，有止咳平喘、润肠通便的功效。

❸ 杏仁含有钙、钾、镁、锌、铁、铜等人体较易缺乏的矿物质，这些矿物质是预防高血压、骨质疏松和贫血不可缺少的营养成分，如锌是维持免疫系统的必要元素，镁则有利于2型糖尿病患者血糖的稳定。

❹ 杏仁中的脂肪约70%是由不饱和脂肪酸构成的，因此具有调节血脂的功效。

食用方法

❶ 杏仁有两种，分别为甜杏仁（南杏仁）及苦杏仁（北杏仁），因苦杏仁味苦，并具毒性，所以常见的市售杏仁零食多属甜杏仁，而苦杏仁因具药效，多用于入药。

❷ 杏仁含有苦杏仁苷，在肠胃中消化时，会释出有毒的氢氰酸，因此食用前必须先在水中浸泡多次，并加热煮沸，使有毒物质溶解于水中，还应避免食用过量杏仁。

饮食宜忌

❶ 杏仁适合皮肤粗糙或肠燥便秘的人食用；食用杏仁可改善产后血虚、痰多咳喘等症状；患有高血压、心脏病、动脉硬化的人应该多食用。

❷ 中医认为，杏仁具有滑胎的作用，所以孕妇不宜食用。

抗氧化 + 抑制癌细胞生长

牛奶杏仁西米露

材料:
牛奶 200 毫升,杏仁粉 15 克,西米 20 克

- 热量 279.95 千卡
- 糖类 8.23 克
- 蛋白质 9.42 克
- 脂肪 41.09 克
- 膳食纤维 0.3 克

做法:

❶ 将牛奶放入锅中煮,加入杏仁粉调匀。

❷ 煮沸后放入西米一起煮,再次煮沸后即可晾凉食用。

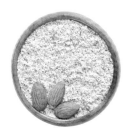

功效解读

牛奶富含钙,可间接抑制癌细胞的生长;杏仁中所含的苦杏仁苷是一种特殊的植化素,具有抗氧化的功效,有助于防癌。

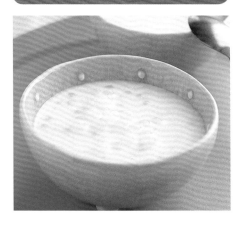

抗衰老 + 预防乳腺癌

果香杏仁豆腐

材料:
杏仁露 60 毫升,豆浆 100 毫升,鲜奶 300 毫升,水 200 毫升,琼脂 10 克,果冻粉 5 克,水果丁、樱桃各适量

- 热量 556 千卡
- 糖类 88.4 克
- 蛋白质 17.3 克
- 脂肪 15.8 克
- 膳食纤维 7.3 克

调味料:
冰糖 60 克

做法:

❶ 将琼脂与果冻粉拌匀,加入冰糖略微搅拌。

❷ 将豆浆、鲜奶、水放入锅中,加入做法 ❶ 的材料,用中火煮至沸腾。熄火后,加入杏仁露拌匀,倒入模型盘,放凉后再放入冰箱冷藏。

❸ 食用时,将杏仁豆腐切成块状,加入适量水果丁和洗净的樱桃即可。

功效解读

杏仁含有维生素 E,具有较强的抗氧化能力,可维持人体正常的新陈代谢,还具有调节血压、抗衰老等功效;豆浆中的异黄酮能够预防乳腺癌。

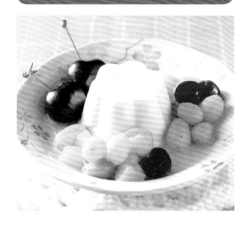

腰果

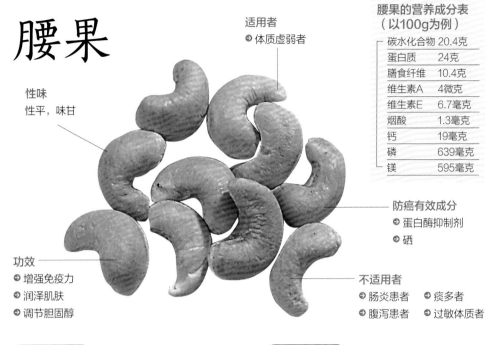

性味
性平，味甘

适用者
➲ 体质虚弱者

功效
➲ 增强免疫力
➲ 润泽肌肤
➲ 调节胆固醇

防癌有效成分
➲ 蛋白酶抑制剂
➲ 硒

不适用者
➲ 肠炎患者　➲ 痰多者
➲ 腹泻患者　➲ 过敏体质者

腰果的营养成分表（以100g为例）

碳水化合物	20.4克
蛋白质	24克
膳食纤维	10.4克
维生素A	4微克
维生素E	6.7毫克
烟酸	1.3毫克
钙	19毫克
磷	639毫克
镁	595毫克

防癌原理

❶ 腰果中的蛋白酶抑制剂可抑制肿瘤生长。人体为避免某些蛋白酶过度活跃，进而造成组织伤害，会自行产生一些蛋白酶抑制剂和人体内的蛋白酶结合，借以达到平衡的作用，而腰果含有这种物质。

❷ 腰果含有硒元素，有助于强化免疫系统，进而预防癌症。

食用效果

❶ 腰果中所含的维生素 B_1 具有补充体力、缓解疲劳的作用；腰果富含维生素 E，是优质的抗氧化剂，可使皮肤润泽，气色变好。

❷ 腰果中的脂肪有 75% 属不饱和脂肪酸，在不饱和脂肪酸中又有 75% 的成分是油酸，与橄榄油的成分一样。有研究显示，油酸可保护心脏与血管的健康，并调节胆固醇水平。

食用保存

❶ 腰果不仅是极具营养价值的零食，也是食谱中常用的材料。

❷ 腰果中油酸的含量高，所以能比其他坚果保存得更久，但最好放入密封容器，置于冰箱里。如置于冷藏室，可保存 6 个月；如置于冷冻室，则可保存约 1 年。

饮食宜忌

❶ 腰果是一种高档营养滋补佳品，因此，身体虚弱者食之最有益。

❷ 腰果中油脂的含量丰富，肠炎患者、腹泻患者及痰多者均不宜多食。

❸ 腰果中的蛋白质容易成为过敏体质者的过敏原，所以有食物过敏史的人，极有可能也对腰果过敏，少食为宜。

增强免疫力 + 抗氧化

腰果炒西芹

材料：
西芹 250 克，腰果 80 克

● 热量 404.8 千卡
● 糖类 20.5 克
● 蛋白质 11 克
● 脂肪 33.5 克
● 膳食纤维 4 克

调味料：
盐 1 小匙，食用油 2 小匙，香油适量

做法：

❶ 将西芹根部去掉，洗净后，切成块状，放入热水中氽烫。

❷ 把腰果放入锅中，用食用油炸到变浅黄色后捞出放凉。

❸ 将盐、香油和西芹块混合拌匀，撒上腰果即可。

功效解读

　　腰果富含矿物质硒。经研究发现，硒是人体抗氧化的重要成分之一，对于强化免疫系统功能很有帮助。

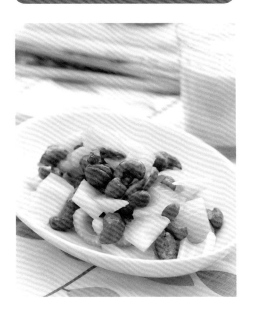

分解致癌物质 + 预防心血管疾病

腰果花椰菜蛋沙拉

材料：
熟腰果 50 克，花椰菜 200 克，鸡蛋 1 个

● 热量 317.3 千卡
● 糖类 14.2 克
● 蛋白质 19.7 克
● 脂肪 20.2 克
● 膳食纤维 7.1 克

调味料：
盐 1/2 小匙

做法：

❶ 将花椰菜洗净，去老茎后切小朵，梗的部分切小块，氽烫后拌盐备用。

❷ 将鸡蛋洗净后，放入汤锅，加冷水（淹过鸡蛋）以中小火煮开后再闷 5 分钟，然后取出鸡蛋冲冷水，去壳切碎备用。

❸ 将做法❶的材料与做法❷的材料混合，撒上熟腰果即可。

功效解读

　　腰果中的油酸、亚麻油酸不仅可抗癌防癌，还可预防动脉硬化等心血管病。花椰菜含有的异硫氰酸盐能分解致癌物质，预防癌症。

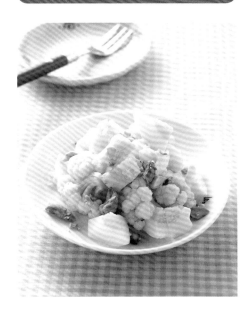

| 英文名：Walnut | 别名：胡桃、羌桃、长寿果 | 提示：抑菌，抗癌，增强免疫力 |

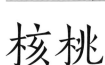

性味
性温，味甘

适用者
- 神经衰弱患者
- 动脉硬化患者
- 身体消瘦者
- 高血压患者

功效
- 缓解疲劳
- 调节血脂
- 调节胆固醇
- 润肠通便

不适用者
- 阴虚火旺者
- 鼻出血、咯血者
- 便溏、腹泻者

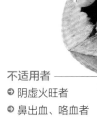

防癌有效成分
- 不饱和脂肪酸
- 硒
- 维生素 E
- 维生素 A
- β-胡萝卜素

核桃（干）的营养成分表（以100g为例）

碳水化合物	19.1克
蛋白质	14.9克
膳食纤维	9.5克
维生素A	3微克
维生素C	1毫克
钙	56毫克
磷	294毫克
钾	385毫克
钠	6.4毫克
镁	131毫克

防癌原理

1. 核桃中的不饱和脂肪酸含有可抑制癌细胞生长的 ω-3 脂肪酸，有利于增强免疫功能。

2. 核桃中的维生素 A、维生素 E、β-胡萝卜素及微量元素硒，都具有强力的抗氧化作用，能清除人体内的自由基、防止细胞突变，增强人体免疫力，预防癌症。

食用效果

1. 核桃中的维生素 E 可使细胞免受自由基的氧化损害，是很好的抗衰老食物。

2. 核桃中的膳食纤维相当丰富，可促进胃肠蠕动，帮助消化及排便，可预防便秘，并且有助于调节人体内胆固醇的含量，可以预防心脏病、脑出血等心脑血管疾病。

3. 中医认为，核桃性温，味甘，具有补肾固精、温肺定喘、补血益髓、润肠通便的功效，对老年人便秘、咳嗽、气喘等疗效颇佳。

食用方法

核桃可生吃，也可加入适量盐水煮熟吃，还可以与薏苡仁、栗子等一同煮食。

饮食宜忌

1. 核桃适合神经衰弱、身体消瘦、动脉硬化、高血压患者食用。

2. 一些人喜欢将核桃仁表面的褐色薄皮剥掉，这样会损失一部分营养，所以最好不要剥掉这层薄皮。

3. 凡阴虚火旺、鼻出血、咯血等患者忌食核桃；又因核桃能滑肠通便，故便溏、腹泻者也应忌食。

冰糖核桃糊

材料：
核桃仁 125 克

● 热量 1516.4 千卡
● 糖类 135.1 克
● 蛋白质 19.1 克
● 脂肪 109.5 克
● 膳食纤维 6.9 克

调味料：
食用油 2 匙，冰糖 125 克

做法：

❶ 用开水浸泡核桃仁约 15 分钟，然后将衣膜剥掉。

❷ 将食用油、核桃仁放入锅中，炒至金黄色，起锅放凉。

❸ 将做法 ❷ 的材料放入破壁机中，加冰糖打至粉末状，食用时冲入温开水即可。

功效解读

　　核桃仁富含 ω-3 脂肪酸，可增强免疫功能，抑制癌细胞的生长；核桃富含维生素 E，可保护细胞不受自由基攻击，预防癌症。

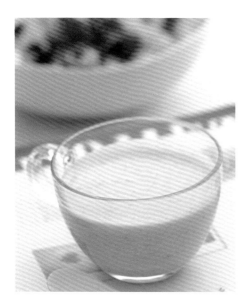

核桃芝麻糊

材料：
芝麻 100 克，核桃仁 30 克，糯米粉 10 克

● 热量 890.3 千卡
● 糖类 45.2 克
● 蛋白质 24.1 克
● 脂肪 74.8 克
● 膳食纤维 10.9 克

调味料：
白糖适量

做法：

❶ 把芝麻和核桃仁放入锅中炒熟后待凉，然后磨成粉状。

❷ 将芝麻粉、核桃仁粉和糯米粉一起放入锅中，加水熬煮至糊状。

❸ 依个人喜好，加入适量白糖、水即可饮用，冷热皆宜。

功效解读

　　核桃仁中的维生素 A、维生素 E 等具有较强的抗氧化作用，可防止细胞突变，预防癌症；芝麻含有芝麻素，抗氧化力强，可预防细胞癌变。

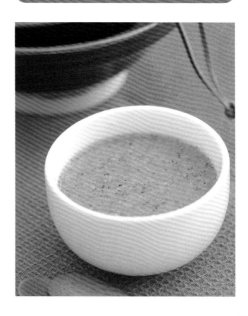

坚果种子类防癌食材

139

南瓜子

性味
性平，味甘

功效
- ➔ 预防龋齿
- ➔ 缓解便秘
- ➔ 预防前列腺增生

不适用者
- ➔ 胃热者

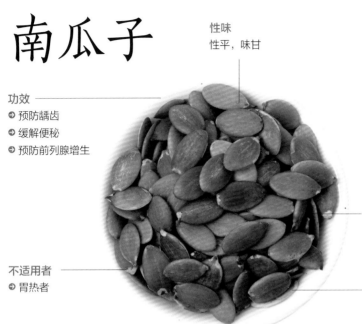

防癌有效成分
- ➔ 甘露醇　　➔ 维生素 E
- ➔ 锌　　　　➔ 镁

适用者
- ➔ 前列腺疾病患者
- ➔ 营养不良者
- ➔ 乳汁分泌不足的产妇

南瓜子的营养成分表（以100g为例）

碳水化合物	4.9克
蛋白质	33.2克
膳食纤维	4.9克
烟酸	1.8毫克
钙	16毫克
磷	1159毫克
钾	102毫克
钠	20.6毫克
镁	2毫克

防癌原理

① 南瓜子含有甘露醇。甘露醇具有类似膳食纤维的功效，可预防便秘、改善肠道菌群，预防结肠癌。

② 南瓜子含有丰富的微量元素锌。锌是多种酶的辅助因子，有助于增强免疫功能，预防细胞癌变。

③ 南瓜子中所含的维生素 E，可减轻各种毒物对人体器官的损害，如大气中的臭氧、二氧化氮、食物中的亚硝胺、烟和二手烟中的尼古丁等，可预防肺气肿和肺癌。

食用效果

① 南瓜子含有丰富的镁，可有效提高大脑细胞的运作能力。研究显示，人体缺乏镁，将导致认知功能障碍，进而影响老年人的记忆力，平时可通过摄取南瓜子来补充镁。

② 南瓜子中的甘露醇可抑制引起龋齿的细菌生长、繁殖，抑制新龋齿的形成及原有龋齿的继续发展，有预防龋齿的作用。

③ 南瓜子中的锌含量丰富，具有预防前列腺增生及改善排尿困难的作用。

食用方法

南瓜子可以生食，也可磨成粉冲茶；可用于烘焙、油炸、入菜，还可当点心、零食等。

饮食宜忌

① 食用南瓜子对前列腺疾病患者有益；南瓜子适合营养不良、面色萎黄的人吃；乳汁分泌不足的产妇可多吃一些。

② 胃热者要少吃南瓜子，否则会出现脘腹胀闷。

南瓜子烤饼

材料：
蛋清 50 克，低筋面粉 35 克，去壳南瓜子 15 克

- 热量 568.3 千卡
- 糖类 110.5 克
- 蛋白质 11.8 克
- 脂肪 9.6 克
- 膳食纤维 1.2 克

调味料：
无盐奶油 20 克，白糖 75 克

做法：

❶ 待无盐奶油变软，取一部分加白糖搅拌至呈白色后，将蛋清分 3 次加入拌匀，再将低筋面粉过筛并加入拌匀。

❷ 在锡箔纸上抹一层薄薄的奶油，然后抹一层面糊，并放一些去壳南瓜子。

❸ 将烤箱预热至 170℃，烤 5 分钟直至饼变金黄色即可。

功效解读

南瓜子富含锌，有降低罹患前列腺癌或避免其癌变的作用；南瓜子亦富含维生素E与β－胡萝卜素，有助于人体抗氧化，有抗癌功效。

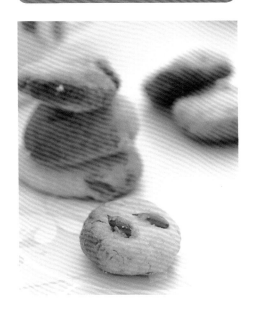

南瓜子浓汤

材料：
南瓜子 20 克，青豆仁 200 克，脱脂鲜奶 200 毫升，水适量

- 热量 555.9 千卡
- 糖类 77.3 克
- 蛋白质 36.9 克
- 脂肪 11 克
- 膳食纤维 18.2 克

调味料：
盐 2 克，胡椒粉 1 克

做法：

❶ 将南瓜子用烤箱烤出香味，去壳；青豆仁洗净备用。

❷ 将做法 ❶ 的材料放入破壁机，分次加入脱脂鲜奶，并搅拌均匀。

❸ 将做法 ❷ 的材料倒入汤锅，加入适量水煮熟，加调味料拌匀即可。

功效解读

南瓜子能改善前列腺增生患者的症状，也具有预防前列腺癌的功效；青豆仁富含皂苷，具有抗癌功效。

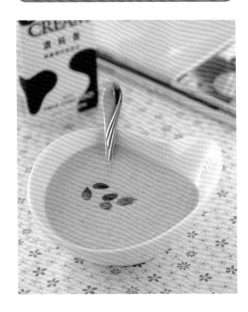

坚果种子类防癌食材

黑芝麻

适用者
- 贫血患者
- 慢性神经炎患者
- 肺结核患者
- 痔疮患者
- "三高"（高血糖、高血压、高血脂）患者

功效
- 补肝肾
- 润五脏
- 抗衰老

黑芝麻的营养成分表（以100g为例）

碳水化合物	24克
蛋白质	19.1克
膳食纤维	14克
烟酸	5.9毫克
维生素E	50.4毫克
钙	780毫克
磷	516毫克
钾	358毫克
钠	8.3毫克
镁	290毫克

防癌有效成分
- 芝麻素
- 硒
- 木酚素
- 芝麻醇

不适用者
- 易腹泻者

性味
性温，味甘

防癌原理

1. 黑芝麻中特有的芝麻素具有抗氧化能力，可防止血液中胆固醇的堆积，并调节血压，并且能增强肝功能，降低患癌率。

2. 黑芝麻含有的木酚素是一种多酚类成分，属于植物雌激素，对乳腺癌的预防有一定作用，并可有效清除人体内的自由基。

3. 黑芝麻中的硒是人体天然抗氧化系统的重要元素，能活化人体内的谷胱甘肽，提高细胞新陈代谢率，有助于防癌。

4. 黑芝麻中的芝麻醇（大多在油脂中）也具有抗氧化作用，经人体消化、吸收后，通过血液循环保护人体细胞，使其不受致癌物质的破坏。

食用效果

1. 黑芝麻含有亚麻油酸，是构成人体细胞细胞膜的前体物质，可维持人体细胞的正常代谢，促进人体平滑肌的收缩、血小板的聚集，调节胆固醇。

2. 黑芝麻含有丰富的氨基酸、必需脂肪酸、微量矿物质，经常食用可使头发乌黑、皮肤润泽。

保存方法

黑芝麻中所含的脂肪酸以多元不饱和脂肪酸为主，若储存不当，会使脂肪氧化劣变，产生自由基。储存黑芝麻制品时应密封，并置于阴凉处，避免光照与高温。

饮食宜忌

1. 黑芝麻含油脂多，易腹泻者应少量食用。

2. 黑芝麻适宜患有贫血、高脂血症、高血压、肺结核的人食用；糖尿病、慢性神经炎、痔疮等患者可以多食用。

抗氧化 + 防癌抗癌

黑芝麻炒牛蒡

材料：
牛蒡 200 克，大蒜 2 瓣，
黑芝麻 15 克

- 热量 360.9 千卡
- 糖类 52.1 克
- 蛋白质 7.8 克
- 脂肪 13.5 克
- 膳食纤维 15.9 克

调味料：
橄榄油、酱油、米酒、白糖、醋各 1 小匙，
盐 1/2 小匙

做法：

❶ 将大蒜剥皮，拍碎；牛蒡洗净，切丝，
放入开水中汆烫后捞起。

❷ 热油锅，炒香大蒜碎，加牛蒡丝略炒，
加入剩余调味料炒匀。

❸ 加黑芝麻一起，炒匀即可。

功效解读

　　黑芝麻含有原花青素、芝麻素、木酚素
及维生素 E，其中的木酚素的抗氧化作用
强，可防癌抗癌，并能增强肝功能，预防
肝癌。

抑制肝癌细胞生长 + 调节胆固醇

黑芝麻海带汤

材料：
黑芝麻 50 克，海带 150
克，水适量

- 热量 319.5 千卡
- 糖类 14.8 克
- 蛋白质 10.5 克
- 脂肪 27 克
- 膳食纤维 9.1 克

调味料：
盐适量

做法：

❶ 将黑芝麻放入炒锅中，以小火炒熟。

❷ 将海带洗净，放入水中泡软，切成大片。

❸ 黑芝麻入锅，加海带片与水一起煮成汤，
最后加盐调味即可。

功效解读

　　黑芝麻含有芝麻素。研究发现，芝麻
素能抑制早期肝癌细胞的生成；海带含有
大量不饱和脂肪酸和膳食纤维，能清除附
着在血管壁上的胆固醇，调节肠胃，促进
胆固醇的排泄。

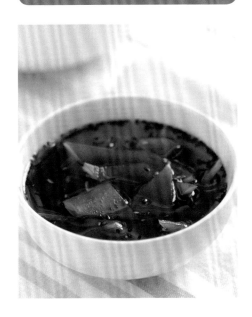

黑芝麻双仁粥

材料：

大米 100 克，熟黑芝麻 10 克，核桃仁、杏仁各 15 克，水适量

- 热量 587.4 千卡
- 糖类 89.1 克
- 蛋白质 15.4 克
- 脂肪 21.1 克
- 膳食纤维 4.6 克

调味料：

冰糖适量

做法：

❶ 将杏仁、核桃仁洗净，备用；大米洗净，用水浸泡 1 小时。

❷ 锅置火上，放入水与大米，大火煮开后转小火，熬煮 20 分钟。

❸ 加入核桃仁、杏仁、冰糖，继续用小火熬煮 30 分钟，煮好后加入黑芝麻即可。

功效解读

黑芝麻中的芝麻醇可参与全身的抗氧化反应，使人体免受致癌物质的侵害；核桃仁和杏仁中的维生素 E 都具有抗氧化作用，有助于清除自由基，预防癌症。

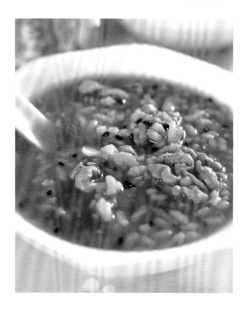

黑芝麻豌豆羹

材料：

黑芝麻 30 克，豌豆 200 克

- 热量 391.6 千卡
- 糖类 52.6 克
- 蛋白质 20.5 克
- 脂肪 14.4 克
- 膳食纤维 10.2 克

调味料：

白糖 3 克

做法：

❶ 将豌豆洗净，浸泡 2 小时，磨成浆；黑芝麻炒香备用。

❷ 将豌豆浆放入锅中熬煮，加入黑芝麻煮至浓稠，最后加入白糖拌匀即可。

功效解读

本品含有丰富的卵磷脂、不饱和脂肪酸，能调节胆固醇，保护心血管，预防心脑血管疾病的发生，还可养肾乌发、美颜润肤；豌豆中所含的胡萝卜素可防止人体内致癌物质的合成，从而降低患癌率。

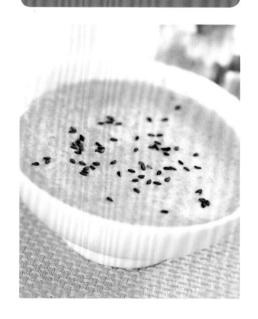

第八章
健康海菜类防癌食材

研究发现，海菜具有抑制癌细胞生长的功效，这应该与海菜中所含的 β -胡萝卜素及藻酸盐有关。海菜中的镁与碘能调节血压，有益心脏健康；海菜中丰富的钙则能强健骨骼与牙齿。

褐藻类海菜，如紫菜，含有大量紫菜多糖，可降低骨骼对辐射微粒的吸收率；海菜中的氟可提高人体的防御能力，强健牙齿及骨骼；海菜中丰富的褐藻多糖、褐藻胶及海藻多糖可强化免疫系统，抑制癌细胞生长，并能调节血压、血脂，又可抗辐射污染。因此，经常在电脑前工作的人可常食海菜。

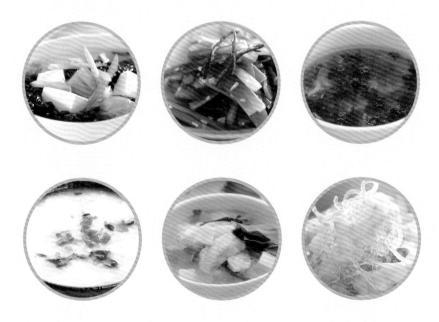

海带

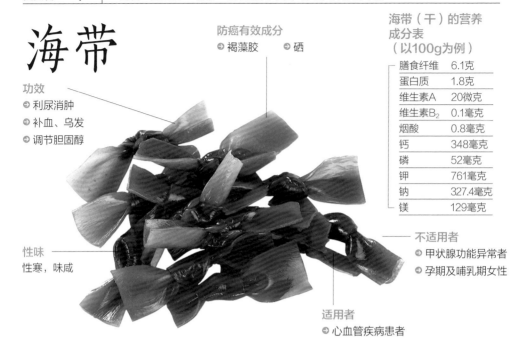

防癌有效成分
- 褐藻胶
- 硒

功效
- 利尿消肿
- 补血、乌发
- 调节胆固醇

性味
性寒，味咸

适用者
- 心血管疾病患者

不适用者
- 甲状腺功能异常者
- 孕期及哺乳期女性

海带（干）的营养成分表（以100g为例）

膳食纤维	6.1克
蛋白质	1.8克
维生素A	20微克
维生素B_2	0.1毫克
烟酸	0.8毫克
钙	348毫克
磷	52毫克
钾	761毫克
钠	327.4毫克
镁	129毫克

防癌原理

1. 海带中所含的褐藻胶可协助人体排出体内吸收的铅、铬等重金属及放射性元素，褐藻胶可在肠道内形成凝胶状物质，有助于排出粪便及有害物质，还可预防便秘，降低癌症的发病率。

2. 海带中的硒可清除自由基，并调节人体功能，预防癌症。

食用效果

1. 吃海带有助于头发的生长、润泽、乌黑及亮丽。

2. 海带内含有甘露醇，属天然利尿剂，对利水消肿很有效。

3. 海带中的膳食纤维主要以水溶性膳食纤维为主，有助于调节胆固醇。在食物中加入海带，可减少脂肪在人体内的堆积。

食用方法

1. 如果食材是干海带，应将干海带表面冲洗干净，放入蒸锅蒸约30分钟，之后放入清水浸泡一夜，再用于烹调，这样口感才会爽脆。

2. 干海带表面的白霜是海带中的甘露醇成分，有排毒、消肿的作用，不是发霉变质。

3. 食用海带前，可用水浸泡2～3小时，中间换1～2次水，浸泡时间不要超过6小时，也不要过分清洗表面的黏液，避免营养成分的流失。

饮食禁忌

1. 甲状腺功能异常者应谨慎食用海带。

2. 怀孕期和哺乳期的女性不宜过量食用海带，因海带中的碘会经血液循环从胎盘或乳汁进入胎儿或幼儿体内，进而造成婴幼儿甲状腺功能障碍。

鲑鱼海带味噌汤

材料:

鲑鱼 300 克, 干海带 20 克,
豆腐 1 块, 白萝卜 100 克,
水适量

- 热量 1550.9 千卡
- 糖类 36 克
- 蛋白质 59.7 克
- 脂肪 124.1 克
- 膳食纤维 9.1 克

调味料:

柴鱼片 1 碗, 味噌 3 大匙, 盐、葱末各 1 大匙,
清酒 2 大匙

做法:

1. 将柴鱼片加 4 碗水, 用大火煮沸, 转小火
   煮约 3 分钟。

2. 将干海带洗净, 泡软, 切小段备用; 豆腐
   切丁; 白萝卜洗净, 切丝; 鲑鱼切薄片。

3. 将做法 ② 的材料放入做法 ① 的材料中,
   大火煮沸后转小火煮 3 分钟; 取适量汤汁
   加味噌调匀, 倒回锅中; 煮沸后, 加清酒
   和盐调味, 撒上葱末即可。

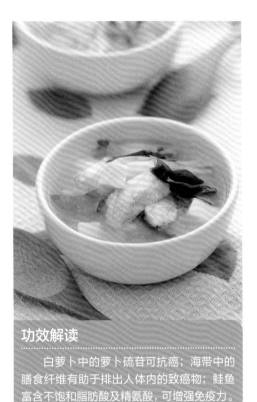

功效解读

白萝卜中的萝卜硫苷可抗癌; 海带中的
膳食纤维有助于排出人体内的致癌物; 鲑鱼
富含不饱和脂肪酸及精氨酸, 可增强免疫力。

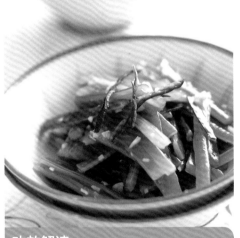

功效解读

海带为碱性食物, 多食可辅助调节人体
血液酸碱平衡, 达到防癌的作用; 海带富含
硒, 可清除自由基, 调节人体免疫功能, 有
效预防癌症。

凉拌海带

材料:

海带 80 克, 芹菜 20 克,
辣椒 2 个

- 热量 65.9 千卡
- 糖类 4.1 克
- 蛋白质 1 克
- 脂肪 5.4 克
- 膳食纤维 4.2 克

调味料:

香油 1 小匙, 酱油、醋各适量

做法:

1. 将海带清洗干净, 切丝; 芹菜洗净, 切段;
   辣椒洗净, 切丝。

2. 海带丝放入沸水中汆烫, 取出沥干放凉。

3. 将所有调味料混匀, 把海带丝、芹菜段、
   辣椒丝放入拌匀, 放入冰箱冰镇后即可。

健康海菜类防癌食材

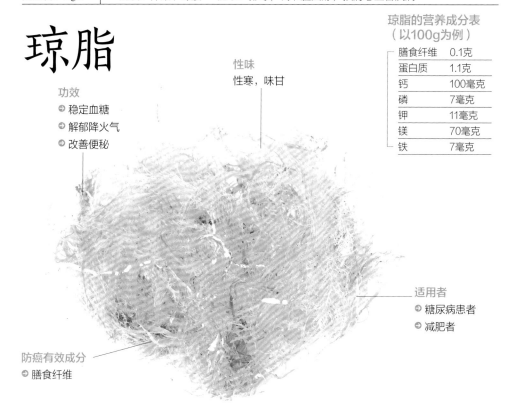

琼脂

性味
性寒，味甘

功效
- 稳定血糖
- 解郁降火气
- 改善便秘

防癌有效成分
- 膳食纤维

适用者
- 糖尿病患者
- 减肥者

琼脂的营养成分表（以100g为例）	
膳食纤维	0.1克
蛋白质	1.1克
钙	100毫克
磷	7毫克
钾	11毫克
镁	70毫克
铁	7毫克

防癌原理

琼脂中的膳食纤维具有高吸水性与包覆淀粉、油脂的能力，由于吸水后会膨胀，因此食用琼脂会使人产生饱腹感，并使排便顺畅，促使肠道中的有毒物质迅速排出体外，有助于预防大肠癌的发生。

食用效果

1. 琼脂中丰富的寡糖类有利于人体益生菌的生长；琼脂中的多糖体可增强人体免疫力。

2. 琼脂中的膳食纤维易吸水、热量低，食用琼脂后易增加饱腹感，有助于控制体重。此外，琼脂中所含的膳食纤维遇水会膨胀，可延迟食物在消化道内的时间，具有稳定血糖值的作用。因此，琼脂也是营养师指导糖尿病患者饮食时的重要食材。

食用方法

1. 平时食用琼脂，大都是在菜肴或溶液中加入的琼脂粉，可入菜或直接饮用，但因用途不同，也有不同的琼脂相关产品。

2. 常见的琼脂产品是条状的，可切成小段，作沙拉配料。

3. 琼脂具有解郁、降火、清热的功效，可作为夏季消暑的甜点。

饮食注意

琼脂的吸水性强，食用琼脂时需要增加水分摄取。

凉拌琼脂

材料:

琼脂 100 克, 番石榴籽
40 克

- 热量 109.4 千卡
- 糖类 23.4 克
- 蛋白质 1.5 克
- 脂肪 1.2 克
- 膳食纤维 6.4 克

调味料:

酸奶 2 大匙, 蜂蜜适量

做法:

1 将番石榴籽与酸奶放入榨汁机, 搅打均匀
后备用。

2 把做法 1 的材料和蜂蜜淋在琼脂上即可。

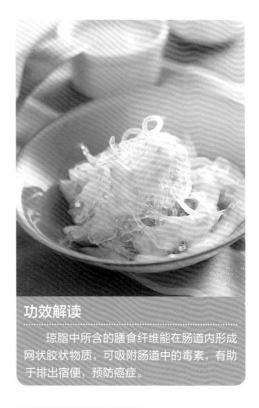

功效解读

琼脂中所含的膳食纤维能在肠道内形成
网状胶状物质, 可吸附肠道中的毒素, 有助
于排出宿便, 预防癌症。

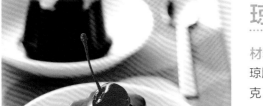

功效解读

琼脂的主要成分为海藻胶, 是膳食纤维
丰富的食物之一, 能促进排便, 预防便秘,
也能降低直肠癌和结肠癌的发病率。

防止便秘 + 预防直肠癌

琼脂仙草冻

材料:

琼脂 10 克, 仙草茎叶 50
克, 樱桃 1 颗, 水 10 杯

- 热量 82.9 千卡
- 糖类 20.7 克
- 蛋白质 0.1 克
- 脂肪 0 克
- 膳食纤维 14.7 克

调味料:

蜂蜜 1 小匙

做法:

1 将琼脂切小段, 仙草茎叶洗净。

2 把水和仙草茎叶放入汤锅中, 以小火熬煮
2 小时。

3 将做法 2 的材料过滤, 在剩余汤汁中加
入琼脂煮溶, 倒入模具; 待凉结块后倒入
盘中, 再淋上蜂蜜, 食用时混匀即可, 可
放 1 颗洗净的樱桃作为装饰。

紫菜

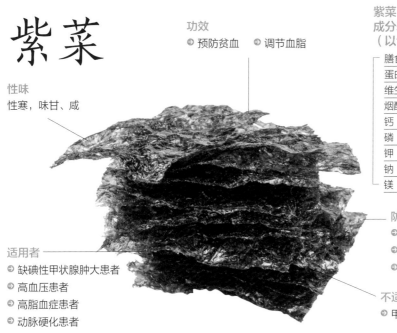

功效
➲ 预防贫血　➲ 调节血脂

性味
性寒，味甘、咸

适用者
➲ 缺碘性甲状腺肿大患者
➲ 高血压患者
➲ 高脂血症患者
➲ 动脉硬化患者

紫菜（干）的营养成分表（以100g为例）

膳食纤维	21.6克
蛋白质	26.7克
维生素A	114微克
烟酸	7.3毫克
钙	264毫克
磷	350毫克
钾	1796毫克
钠	710.5毫克
镁	105毫克

防癌有效成分
➲ 膳食纤维
➲ 藻胶酸
➲ 紫菜多糖

不适用者
➲ 甲状腺功能亢进患者

防癌原理

❶ 紫菜的成分中约有 1/5 为膳食纤维，可保持肠道健康，预防便秘，有利于预防大肠癌。

❷ 紫菜含有丰富的藻胶酸，具有抗辐射的作用，可增强机体免疫力，抑制癌细胞增生，对预防大肠癌和乳腺癌有一定作用。

❸ 紫菜中的紫菜多糖具有增强细胞免疫和体液免疫的作用，可促进淋巴细胞转化，增强人体免疫力，预防癌症。

食用效果

❶ 紫菜含有铁、钙、磷，有助于造血，防止贫血。

❷ 紫菜含有大量牛磺酸，可调节血脂，有利于保护心脏。

❸ 紫菜中丰富的胆碱对增强记忆力很有帮助。

❹ 紫菜含钾量丰富，能够保护神经系统功能。

食用方法

❶ 将紫菜入菜，不仅可作为主菜、配料，还可作为配色料、包卷料或调料，做法更有拌、蒸、煮、烧、炸、氽烫、煮汤等，相当丰富多样。

❷ 紫菜有两种形式，一种是干燥处理过的紫菜，需泡水膨胀后食用，经常用来煮菜、煮汤；另一种是加工过的海苔，可直接当作零食来吃，或用来做寿司皮。

饮食宜忌

❶ 缺碘性甲状腺肿大、高血压、高脂血症及动脉硬化患者应该多食用紫菜。

❷ 甲状腺功能亢进患者不宜食用紫菜。

紫菜豆腐汤

材料：
紫菜 5 克，豆腐 150 克，
芹菜 10 克，胡萝卜 15 克，
水适量

- 热量 118.4 千卡
- 糖类 12 克
- 蛋白质 10 克
- 脂肪 3.8 克
- 膳食纤维 2.8 克

调味料：
醋 15 毫升，盐 5 克

做法：

❶ 将豆腐洗净，切块；胡萝卜洗净，去皮，切丁；芹菜洗净，切段；紫菜撕成小片。

❷ 将胡萝卜丁、豆腐块放入锅中，加入适量清水，以大火煮。

❸ 煮沸后加入盐调味，再加入芹菜段与紫菜片，以小火煮。再次煮沸后，加醋调味即可。

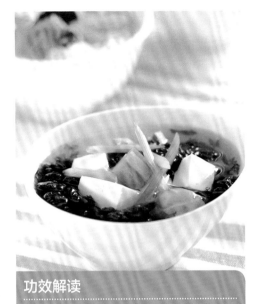

功效解读

紫菜营养丰富，含碘量高，其中所含的多糖体具有增强细胞免疫和体液免疫的功能，可促进淋巴细胞转化，增强人体免疫力，预防癌症。

健康海菜类防癌食材

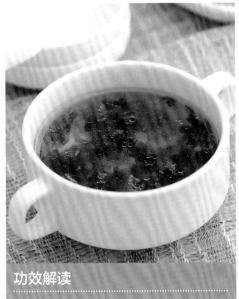

功效解读

银鱼富含钙，每日适量摄取钙能有效预防直肠癌；紫菜含有牛磺酸，能排毒及促进脂肪代谢；紫菜中所含的紫菜多糖则有降低癌细胞活性的作用。

紫菜银鱼汤

材料：
紫菜 100 克，银鱼 100 克，
鸡蛋 50 克，生姜末 5 克，
高汤或清水 2.5 杯

- 热量 371.5 千卡
- 糖类 6.5 克
- 蛋白质 27.5 克
- 脂肪 26.9 克
- 膳食纤维 1.8 克

调味料：
盐和香油各 1 小匙

做法：

❶ 以清水将紫菜充分冲洗干净，沥干；银鱼洗净，沥干；鸡蛋打散成蛋液。

❷ 将高汤或清水煮沸，加入银鱼、紫菜、生姜末，再加盐调味。

❸ 加入打散的蛋液搅匀，熄火后，加入香油调味即可。

茭白紫菜粥

材料：

大米 100 克，茭白、紫菜各 15 克，水适量

- 热量 443.1 千卡
- 糖类 86.9 克
- 蛋白质 12.1 克
- 脂肪 1.3 克
- 膳食纤维 4.3 克

调味料：

盐 3 克，五香粉 3 克，香油 5 毫升，葱末、生姜末各适量

做法：

1. 将紫菜洗净；大米洗净，泡发；茭白洗净，切丁。

2. 锅置火上，放入大米和水，用大火煮沸。

3. 放入茭白丁、紫菜、生姜末，用小火煮至熟，加入盐、五香粉、香油调味，撒上葱末即可。

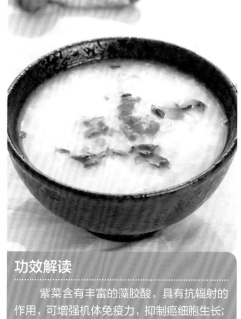

功效解读

紫菜含有丰富的藻胶酸，具有抗辐射的作用，可增强机体免疫力，抑制癌细胞生长；其中的膳食纤维有助于清除体内多余的脂肪，调节胆固醇，帮助稳定血脂。

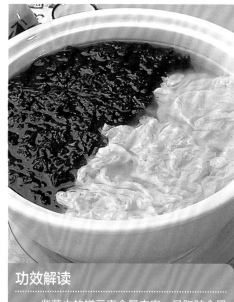

功效解读

紫菜中的镁元素含量丰富，且脂肪含量很低，不含胆固醇，能够有效调节血中胆固醇的含量，从而预防高脂血症；西红柿具有抗氧化、预防癌症的作用。

西红柿紫菜蛋花汤

材料：

紫菜 100 克，西红柿、鸡蛋各 50 克，水适量

- 热量 354.3 千卡
- 糖类 47.4 克
- 蛋白质 33.9 克
- 脂肪 8.3 克
- 膳食纤维 21.6 克

调味料：

盐 3 克，食用油适量

做法：

1. 将紫菜洗净，泡发；西红柿洗净，切块；鸡蛋打散成蛋液。

2. 锅置火上，加入食用油，注入适量水煮沸，放入鸡蛋液、西红柿块煮开，最后放入紫菜。

3. 煮沸后加盐调味即可。

第九章
美味海鲜类防癌食材

　　鱼类的肝油和体油含有陆地上的动植物不具有的多元不饱和脂肪酸，其中广为人知的是DHA。DHA是大脑必需的营养物质，对提高人的记忆力和思考力十分重要。研究发现，鱼类所含的DHA、EPA具有抗癌的作用。

　　深海鱼类所含的 ω -3脂肪酸、牛磺酸等的含量比淡水鱼类要高得多。研究发现， ω -3脂肪酸对缓解脑血管痉挛、恶性偏头痛等病症有很好的效果，还能增强人体免疫力。

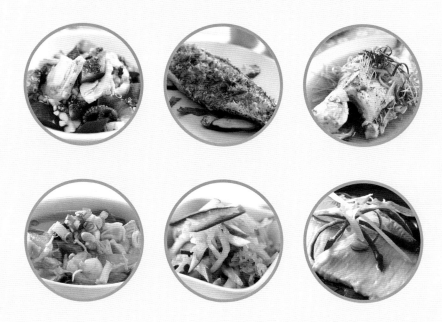

海参

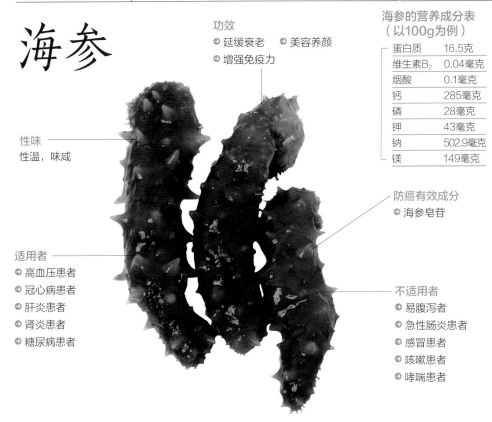

功效
◐ 延缓衰老　◐ 美容养颜
◐ 增强免疫力

性味
性温，味咸

防癌有效成分
◐ 海参皂苷

适用者
◐ 高血压患者
◐ 冠心病患者
◐ 肝炎患者
◐ 肾炎患者
◐ 糖尿病患者

不适用者
◐ 易腹泻者
◐ 急性肠炎患者
◐ 感冒患者
◐ 咳嗽患者
◐ 哮喘患者

海参的营养成分表（以100g为例）	
蛋白质	16.5克
维生素B$_2$	0.04毫克
烟酸	0.1毫克
钙	285毫克
磷	28毫克
钾	43毫克
钠	502.9毫克
镁	149毫克

防癌原理

海参中的海参皂苷具有细胞毒性，可抑制癌细胞的生长和转移，还可增强人体免疫力，有抗癌、杀菌的作用。

食用效果

海参的体壁含有丰富的胶原蛋白，可强化肌肤的保水功能，以保持肌肤的弹性与光泽，延缓老化。

选购食用

❶ 选购海参时，以体大、肉厚、无泥沙者为佳；过分胀发的海参不宜选购，这样的海参口感不佳，甚至难以入口；海参若已产生咸味，肉质已失去韧性，用手稍用力捏即开裂破碎者不要购买。

❷ 泡发的海参，煮食前最好用水反复冲洗净，以免残留化学成分。

❸ 烹调海参时，可以先将海参放入加了酒、葱、生姜的沸水中，汆烫去腥味。海参不易入味，需要较长的烹煮时间。

饮食宜忌

❶ 患有高血压、冠心病、肝炎、肾炎及糖尿病的人可多食用海参。

❷ 易腹泻者、急性肠炎患者不宜食用海参；感冒、咳嗽及哮喘患者也不宜食用海参。

❸ 应避免一次食用过多海参，因为食用过多海参皂苷，人体会有不适症状出现，如恶心、呕吐、嘴唇麻痹等中毒症状。

笋片烩海参

材料：

海参 200 克，竹笋丝 50 克，葱 1 根，老姜 3 片，枸杞子 5 克，干木耳 10 克

- 热量 244 千卡
- 糖类 8.7 克
- 蛋白质 15.7 克
- 脂肪 15.3 克
- 膳食纤维 3.8 克

调味料：

食用油 1 大匙，米酒 1 小匙，盐 1/4 小匙，蚝油 1/2 小匙，高汤 3 大匙，水淀粉 1 小匙

做法：

❶ 把所有材料洗净。海参切长条，沸水汆烫，捞出；葱切段；干木耳用水泡软，切片。

❷ 将食用油倒入锅中烧热，爆香葱段和老姜片，加入海参条、竹笋丝、木耳片和枸杞子翻炒。加入米酒、蚝油、盐和高汤焖煮 10 分钟，加水淀粉勾芡即可。

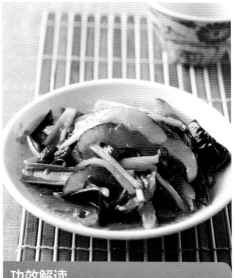

功效解读

海参的体壁、内脏和腺体等组织含有大量海参皂苷，能抑制癌细胞的生长与转移，可有效防癌抗癌；海参的体壁含有丰富的胶原蛋白，有助于美颜润肤。

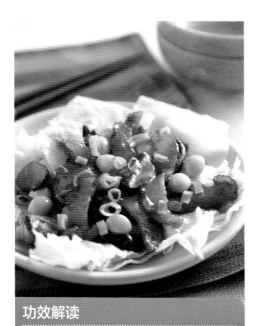

功效解读

海参中所含的脂肪酸能减少人体内的炎症反应；海参还含有丰富的精氨酸，有助于增强免疫力，并降低癌症的发生率。

蚝油海参

材料：

海参 150 克，干香菇 50 克，白果 10 克，圆白菜 100 克，水 3 小匙，葱花 5 克

- 热量 130.8 千卡
- 糖类 8.3 克
- 蛋白质 12.9 克
- 脂肪 5.6 克
- 膳食纤维 1.8 克

调味料：

橄榄油、酱油各 1 小匙，蚝油 2 小匙

做法：

❶ 将海参用水浸泡，切开，洗净，切块；白果洗净，用水煮软；干香菇泡软，去蒂，切成条状；圆白菜剥片，洗净，用水汆烫，铺于盘底。

❷ 锅内加油，烧热，将海参块、白果、香菇条翻炒至熟。加入蚝油、酱油和水翻炒均匀，起锅铺于圆白菜上，撒上葱花即可。

美味海鲜类防癌食材

155

英文名：Jellyfish | 别名：白皮子、水母 | 提示：调节胆固醇，延缓肌肤衰老

海蜇

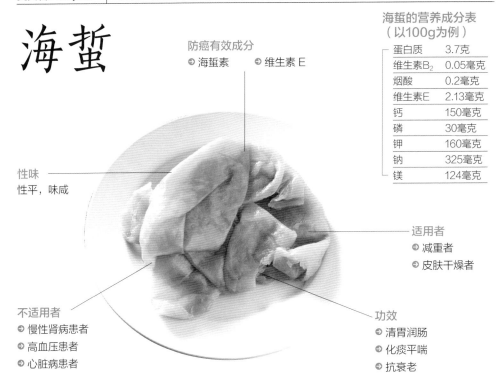

防癌有效成分
◉ 海蜇素　　◉ 维生素E

性味
性平，味咸

海蜇的营养成分表 （以100g为例）	
蛋白质	3.7克
维生素B$_2$	0.05毫克
烟酸	0.2毫克
维生素E	2.13毫克
钙	150毫克
磷	30毫克
钾	160毫克
钠	325毫克
镁	124毫克

适用者
◉ 减重者
◉ 皮肤干燥者

不适用者
◉ 慢性肾病患者
◉ 高血压患者
◉ 心脏病患者

功效
◉ 清胃润肠
◉ 化痰平喘
◉ 抗衰老

防癌原理

❶ 海蜇含有维生素E。维生素E属脂溶性抗氧化营养素，具有清除自由基的作用，可与脂质共存，保护细胞膜上的不饱和脂肪，具有抗氧化作用，有助于防癌抗癌。

❷ 研究结果显示，海蜇中的海蜇素具有抗病毒的作用，也有预防癌症的作用。

食用效果

　　海蜇含有丰富的胶原蛋白，可改善粗糙、暗沉的皮肤状况，促使皮肤再生与新陈代谢正常，并延缓皮肤衰老与松弛，还能增强细胞支撑结构，具抗衰老的功效。

选购清洗

❶ 购买海蜇时，应挑选大片平整、色泽淡白或稍有黄色、无杂色黑斑、肉厚有韧性者；如形状不完整、颜色深浅不匀、肉质层破损，或有异味者，切勿购买。

❷ 在清洗海蜇时，若泥沙不易洗净，此时可将海蜇切成丝，放进较浓的盐水中，用手搓洗一下，捞出后再另换盐水搓洗，连续3～5次，即可洗净泥沙。

饮食禁忌

❶ 海蜇中钠离子含量高，慢性肾病、高血压及心脏病患者应适量摄入。

❷ 一般家庭菜肴中，海蜇多采用凉拌方式烹饪，钠、钾的含量偏高，不适合肾病患者食用。

156

凉拌海蜇皮

材料：

泡发海蜇皮 140 克，小黄瓜丝 50 克，辣椒 1 个（切末），洋葱丝 50 克，香菜 1 根

- 热量 170.5 千卡
- 糖类 13.2 克
- 蛋白质 7.3 克
- 脂肪 10.4 克
- 膳食纤维 1.8 克

调味料：

盐 1/2 小匙，白糖 1 小匙，白芝麻适量，香油 2 小匙，白醋适量

做法：

❶ 煮一锅水，加入适量白醋，放入已泡发的海蜇皮汆烫，捞出，放入冰水冰镇备用。

❷ 将冰镇后的海蜇皮切丝，放入碗中，加入其余调味料及所有食材拌匀即可。

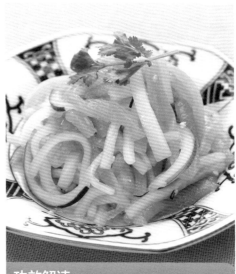

功效解读

海蜇皮富含胶质，其中所含的甘露多糖胶质不仅对预防消化道癌症有帮助，对预防动脉粥样硬化等心血管疾病也有一定的作用。

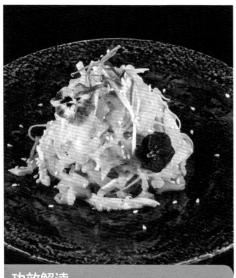

功效解读

海蜇皮的营养价值高，含有人体需要的多种营养，如一种类似乙酰胆碱的物质，能抑制癌细胞的生长，也能扩张血管、调节血压。

海蜇皮拌鸡肉

材料：

鸡肉 60 克，干海蜇皮 60 克，胡萝卜 60 克，大蒜末 10 克，青椒丝和红椒丝各 3 克，牵牛花 2 朵

- 热量 314 千卡
- 糖类 6.2 克
- 蛋白质 43.6 克
- 脂肪 12.8 克
- 膳食纤维 0.5 克

调味料：

白醋、盐、香油各 5 克，白芝麻适量

做法：

❶ 将干海蜇皮撕去筋皮，洗净泡水，切丝后以沸水汆烫，捞起沥干备用。

❷ 将鸡肉洗净，以沸水汆烫捞起，待凉后剥成丝；胡萝卜洗净，切丝备用。

❸ 将备好的所有材料加入调味料拌匀，撒上白芝麻，装盘时放 2 朵牵牛花作为装饰。

美味海鲜类防癌食材

乌贼

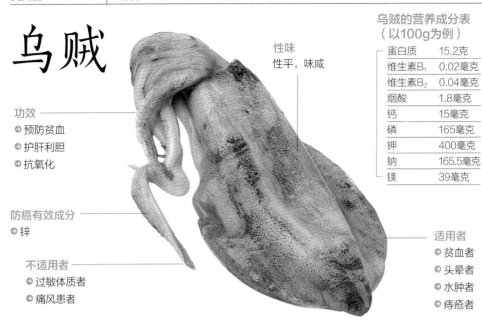

性味
性平，味咸

功效
⊙ 预防贫血
⊙ 护肝利胆
⊙ 抗氧化

防癌有效成分
⊙ 锌

不适用者
⊙ 过敏体质者
⊙ 痛风患者

适用者
⊙ 贫血者
⊙ 头晕者
⊙ 水肿者
⊙ 痔疮者

乌贼的营养成分表
（以100g为例）

蛋白质	15.2克
维生素B$_1$	0.02毫克
维生素B$_2$	0.04毫克
烟酸	1.8毫克
钙	15毫克
磷	165毫克
钾	400毫克
钠	165.5毫克
镁	39毫克

防癌原理

　　乌贼含有锌元素。锌在免疫系统中扮演很重要的角色，是 T 淋巴细胞分化与增生时所必需的元素。研究指出，锌具有抗氧化作用，可增强人体免疫力，并可防癌、抗衰老。

食用效果

① 乌贼的干燥内壳作为中药材时称为海螵蛸，可内服，主要用于治疗胃病、吐血、便血、妇女血崩等症状。

② 乌贼是女性理想的保健食品。李时珍称乌贼为血分药，主要用于治疗妇女贫血、血虚经闭；在女性一生的各个时期，多食用乌贼都有养身的功效。

③ 乌贼含有牛磺酸，具有抑制神经传导物质、维持神经细胞膜稳定的功效，可以防止脑细胞过度兴奋，从而有效保护大脑和心脏。

④ 乌贼中的牛磺酸还可协助人体调节钾、钠、钙、镁进出细胞，并帮助大脑传递信息，有助于提高大脑的运作速度；乌贼中的牛磺酸在胆囊、眼睛、血管中都具有抗氧化和解毒的作用，所以有护肝、利胆、保护视力的功效。

⑤ 乌贼中的锌有助于人体内糖类、蛋白质、脂肪、核酸与维生素的代谢。对生长发育及细胞分裂都有益 。

选购方法

　　挑选生乌贼时，最好选择黑褐色表皮上有小斑点，眼睛黑色清澈，外表深红褐色的乌贼。

饮食宜忌

① 患有贫血、头晕、水肿、痔疮等病症的人，适合多食用乌贼。

② 痛风患者、过敏体质者必须谨慎食用乌贼。

西红柿炒乌贼

材料：
乌贼 100 克，洋葱 10 克，
西红柿 30 克，红辣椒 10 克

- 热量 71.7 千卡
- 糖类 8.6 克
- 蛋白质 8.2 克
- 脂肪 0.5 克
- 膳食纤维 0.5 克

调味料：
盐 2 小匙，橄榄油 2 大匙，水 1/2 杯

做法：

1. 将乌贼洗净，剥去外皮，于内侧斜切菱形刀纹，切块备用；西红柿洗净，切块；洋葱、红辣椒洗净，切小丁。

2. 以橄榄油热锅，放入洋葱丁、红辣椒丁爆香，加入西红柿块、水和盐。

3. 待西红柿块煮成糜状，放入乌贼块，以小火焖煮 2 分钟即可。

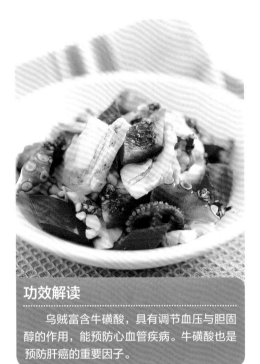

功效解读

乌贼富含牛磺酸，具有调节血压与胆固醇的作用，能预防心血管疾病。牛磺酸也是预防肝癌的重要因子。

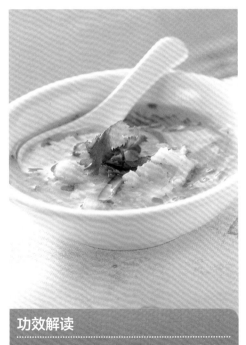

功效解读

乌贼富含 EPA、DHA，能促进血管壁上胆固醇的排泄，并能补充脑力、延缓衰老、强化肝功能，可有效预防癌症。

鲜味乌贼羹

材料：
乌贼块 100 克，木耳片、笋片、胡萝卜片各 30 克，洋葱片 15 克，葱末 10 克，辣椒片、生姜末 5 克，水、香菜各适量

- 热量 210.1 千卡
- 糖类 24.2 克
- 蛋白质 15.6 克
- 脂肪 5.7 克
- 膳食纤维 4.2 克

调味料：
胡椒粉、香油、水淀粉适量，米酒、盐各 1 克，白糖 10 克，柴鱼粉、大蒜酥各 2 克，橄榄油、陈醋、酱油、白醋各 1 小匙

做法：

1. 将乌贼块、笋片洗净，汆烫。

2. 热油锅，爆香葱末、生姜末，加入洋葱片、笋片、胡萝卜片、辣椒片、木耳片略炒，再加入所有调味料炒匀，放入乌贼块翻炒，加适量水煮滚，最后撒上香菜即可。

美味海鲜类防癌食材

鱿鱼

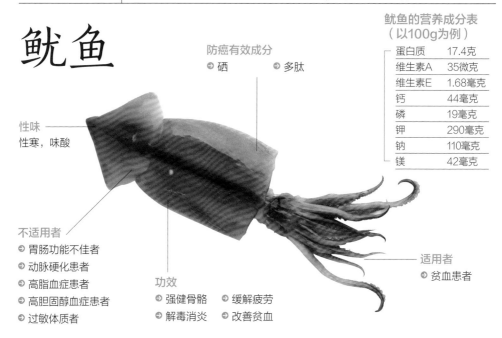

防癌有效成分
➲ 硒　　　➲ 多肽

性味
性寒，味酸

不适用者
➲ 胃肠功能不佳者
➲ 动脉硬化患者
➲ 高脂血症患者
➲ 高胆固醇血症患者
➲ 过敏体质者

功效
➲ 强健骨骼　　➲ 缓解疲劳
➲ 解毒消炎　　➲ 改善贫血

适用者
➲ 贫血患者

鱿鱼的营养成分表（以100g为例）	
蛋白质	17.4克
维生素A	35微克
维生素E	1.68毫克
钙	44毫克
磷	19毫克
钾	290毫克
钠	110毫克
镁	42毫克

防癌原理

① 鱿鱼含有微量矿物质硒，抗氧化作用强大。此外，硒还可提高人体的抗癌能力。

② 鱿鱼含有微量元素多肽，它不仅有抗病毒、抗辐射的作用，还能有效抑制癌细胞的形成与生长，具有显著的抗癌活性。

食用效果

① 鱿鱼中所含的DHA可促进视网膜细胞发育，进而刺激感光细胞成熟，使信息快速传递到大脑，具有保护视力的功效。适量补充DHA有助于活化脑细胞，充分提高记忆及学习能力。由于DHA可抑制炎症前体物质的形成，故还具有消炎作用。

② 鱿鱼中的钙质有助于保持牙齿及骨骼的健康。

③ 鱿鱼可改善贫血症状，适合骨质疏松症患者或贫血的人食用。

④ 鱿鱼含有人体所需的氨基酸，对肝脏有解毒作用。因此，在人的身体感到疲倦时，可以适量食用鱿鱼。

食用方法

① 鱿鱼的食用方法众多，可做羹汤、汆烫后蘸酱食用、烧烤、制成零食等。

② 鱿鱼中的钠含量很高，为防止血压上升，最好以较清淡的方式烹调。

饮食宜忌

① 鱿鱼含有诱发皮肤瘙痒的过敏物质，不适合过敏体质的人食用。

② 胃肠功能不佳者、动脉硬化患者、高脂血症患者、高胆固醇血症者不宜过量食用鱿鱼。

③ 生鱿鱼中所含的多肽成分容易影响胃肠道蠕动，最好煮至熟透后再食用。

五味鱿鱼

材料：

鱿鱼 200 克，辣椒 1/2 个，大蒜 5 瓣，葱 1 根，生姜 2 片，香菜适量

- 热量 374.2 千卡
- 糖类 48.7 克
- 蛋白质 31.7 克
- 脂肪 5.8 克
- 膳食纤维 0.5 克

调味料：

色拉油、陈醋、白糖各 1 小匙，番茄酱 4 小匙，白醋、米酒各 1/2 小匙

做法：

1. 将鱿鱼洗净，切花，用沸水氽烫至卷起状后捞出，盛盘。

2. 将大蒜去皮，切末；生姜、葱、辣椒均洗净，切末，和陈醋、白糖、番茄酱拌匀为酱汁。

3. 热油锅，加入酱汁、白醋、米酒炒匀，淋在鱿鱼上即可，也可点缀一些香菜。

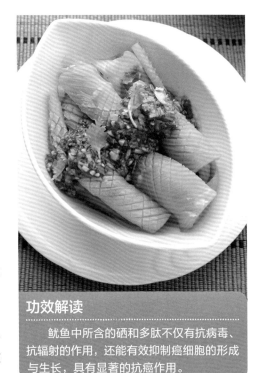

功效解读

鱿鱼中所含的硒和多肽不仅有抗病毒、抗辐射的作用，还能有效抑制癌细胞的形成与生长，具有显著的抗癌作用。

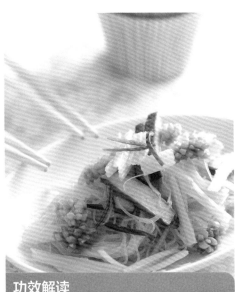

功效解读

鱿鱼含有丰富的牛磺酸，能增强吞噬细胞的杀伤力，抑制人体内癌细胞的生长；芹菜中的木质素能清除自由基，减少癌细胞的产生。

什锦炒米粉

材料：

鱿鱼 100 克，芹菜、豆干各 40 克，干米粉 80 克，红辣椒 1/2 个

- 热量 500.6 千卡
- 糖类 91.1 克
- 蛋白质 23.5 克
- 脂肪 4.7 克
- 膳食纤维 2 克

调味料：

蚝油 1 小匙，盐适量，食用油 1/2 小匙，胡椒粉适量

做法：

1. 将鱿鱼切段，氽烫；红辣椒洗净，切丝；芹菜洗净，切段；豆干切片备用。

2. 将干米粉泡水后沥干备用。

3. 热锅烧油，将豆干片炒香，加入其余材料及其余调味料，翻炒均匀即可。

美味海鲜类防癌食材

英文名：Mackerel	别名：青花鱼、油胴鱼、花鲏	提示：缓解体内炎症，抑制癌细胞的生长

鲭鱼

防癌有效成分
- 维生素 D
- ω-3 脂肪酸

适用者
- 一般大众

性味
性平，味甘

鲭鱼的营养成分表 （以100g为例）	
蛋白质	14.4克
胆固醇	60毫克
烟酸	6.05毫克
钾	308毫克
钠	56毫克
钙	7毫克

功效
- 保肝护肝
- 预防贫血
- 滋阴生津

不适用者
- 痛风患者

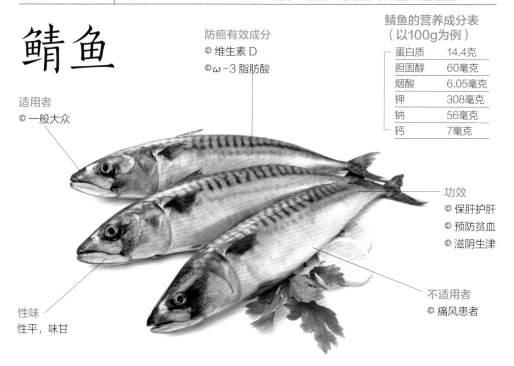

防癌原理

1. 鲭鱼中的 ω-3 脂肪酸属多元不饱和脂肪酸，可抑制癌细胞的生长，还可促进血清素分泌，增强心血管功能。

2. 鲭鱼富含维生素 D，对强健骨骼很重要。研究发现，维生素 D 摄取不足的男性，罹患心脏病的风险极高；维生素 D 对预防乳腺癌、卵巢癌、前列腺癌、胃癌、膀胱癌、食管癌、肾癌和肺癌有所帮助，适量摄取维生素 D，可有效防癌。

食用效果

1. 鲭鱼油富含 ω-3 脂肪酸，可平衡 ω-6 脂肪酸的过量摄取，以缓解体内炎症。

2. 鲭鱼含有丰富的 B 族维生素。B 族维生素中被称为"鼓舞士气"的维生素 B_1 对保护神经组织及维持精神良好状态十分有帮助；有"美容维生素"之称的维生素 B_2 具有保护皮肤及黏膜的功效，能促进肌肤、指甲、头发的生长；维生素 B_6 可改善经期贫血及经前综合征等症状，同时可增强免疫力，改善皮肤过敏；维生素 B_{12} 与叶酸结合时，可促进红细胞的生长，对健全神经组织代谢也有显著功效，更有助于增强注意力及记忆力。

食用方法

烹调鲭鱼时最好使用蒸煮方式，以免 ω-3 脂肪酸流失。

饮食禁忌

鲭鱼属于高嘌呤食物，痛风患者在发作期最好不要食用，平时也应该注意摄入量。

冬瓜海鲜汤

材料：

冬瓜 100 克，海参 50 克，虾仁 25 克，鲭鱼片 50 克，生姜 2 片，水 3 杯，葱花 5 克，胡萝卜 20 克

- 热量 278.7 千卡
- 糖类 3.5 克
- 蛋白质 14.4 克
- 脂肪 23 克
- 膳食纤维 1.1 克

调味料：

橄榄油、盐各 1/2 小匙

做法：

❶ 冬瓜洗净，去皮、瓤，切块；海参、胡萝卜洗净，切块；鲭鱼片洗净，切斜块。

❷ 热油锅，爆香生姜片，加水煮沸后放入冬瓜块，煮约 10 分钟。

❸ 加入胡萝卜块、海参块、虾仁和鲭鱼块，续煮 10 分钟，加盐调匀后撒上葱花即可。

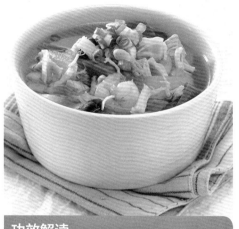

功效解读

　　鲭鱼富含 ω-3 脂肪酸，有助于降低罹患老年性黄斑部病变（使视力退化或失明的原因）的概率，并可预防肝癌或抑制肝癌细胞的生长。

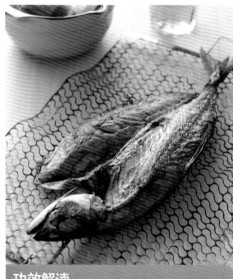

功效解读

　　研究显示，鲭鱼等红肉鱼类富含 ω-3 脂肪酸，有助于抑制前列腺癌变；柠檬汁中的维生素 C 具有抗氧化的能力，能降低癌症的发病率。

香烤鲭鱼

材料：

鲭鱼 1/2 条

- 热量 949.7 千卡
- 糖类 1.4 克
- 蛋白质 32.4 克
- 脂肪 88.7 克
- 膳食纤维 0.1 克

调味料：

柠檬汁 2 小匙，胡椒盐 2 小匙，米酒 1 小匙

做法：

❶ 把鲭鱼剖成两半，洗净，撒上胡椒盐，腌 1 天。

❷ 在鲭鱼表面抹上米酒，放至通风处风干 2 小时。

❸ 将烤箱预热至 240℃，鱼皮朝上摆放，烤 15 分钟，取出淋上柠檬汁即可。

美味海鲜类防癌食材

金枪鱼

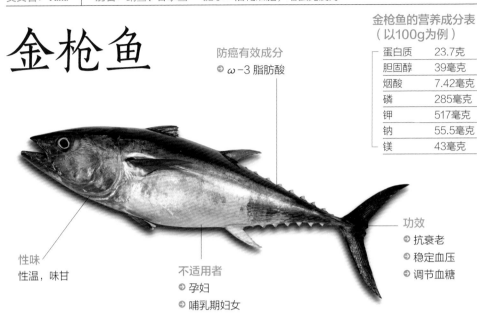

防癌有效成分
⊃ ω-3脂肪酸

金枪鱼的营养成分表（以100g为例）	
蛋白质	23.7克
胆固醇	39毫克
烟酸	7.42毫克
磷	285毫克
钾	517毫克
钠	55.5毫克
镁	43毫克

性味
性温，味甘

不适用者
⊃ 孕妇
⊃ 哺乳期妇女

功效
⊃ 抗衰老
⊃ 稳定血压
⊃ 调节血糖

防癌原理

金枪鱼肚肉中的 ω-3脂肪酸可促进血液循环，预防动脉硬化，补充良性胆固醇和减少中性脂肪，并有活化脑细胞、调节胆固醇及促进视网膜成熟的功效；还可在细胞代谢的过程中减轻发炎症状，抑制癌细胞的生长。

食用效果

❶ 金枪鱼中的硒具有防止动脉硬化及抗衰老的功效。

❷ 金枪鱼中的镁可调节人体内糖类和脂质的代谢，也可调节细胞内的渗透压、平衡酸碱、稳定血压，还可有效降低罹患2型糖尿病的风险。

❸ 金枪鱼肉含有丰富的核酸，可维持细胞良好的再生、繁殖功能，活化脑细胞，延缓衰老。

❹ 金枪鱼含有丰富的钾，在与钠取得平衡后，可保持人体内的水分，维持细胞内外体液平衡。

❺ 金枪鱼含有丰富的维生素E，可有效清除细胞代谢过程中产生的自由基，防止细胞膜上的多元不饱和脂肪酸被氧化。

❻ 金枪鱼含有的维生素E与硒相互配合，可促进细胞的正常功能，增强人体的免疫力。

选购方法

金枪鱼中脂肪的含量较多，容易氧化，因此在选购金枪鱼时，若鱼肉变为黄褐色或黑褐色，即表示金枪鱼已不新鲜。

食用方法

❶ 新鲜的金枪鱼可水煮、清蒸、烧烤、烘烤或烘焙，清蒸或以高汤煮制的金枪鱼味道尤佳。

❷ 味道强烈的金枪鱼在烹制之前，应在盐水里浸泡几小时，然后用调味料腌制。将金枪鱼用沸水煮10分钟再烹制，有助于消化。

金枪鱼沙拉

材料:

金枪鱼罐头 60 克,小黄瓜 150 克,西芹、洋葱、红甜椒各 50 克,泡发的木耳 10 克,绿豆芽 20 克

- 热量 285.5 千卡
- 糖类 13.1 克
- 蛋白质 18.5 克
- 脂肪 19.2 克
- 膳食纤维 5.9 克

调味料:

沙拉酱 20 克

做法:

❶ 从罐头中倒出金枪鱼并剥碎;西芹洗净,去叶、老梗,切成段;小黄瓜、泡发的木耳、洋葱和红甜椒洗净,切丝;绿豆芽洗净,焯水备用。

❷ 将做法 ❶ 的材料和沙拉酱搅拌均匀即可。

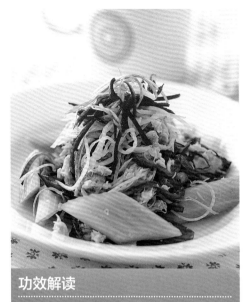

功效解读

金枪鱼含有大量维生素 A、维生素 B$_6$ 和维生素 E,对于保健肌肤、缓解更年期不适及增强免疫力、抑制癌细胞的生长,都有很好的功效。

金枪鱼炒蛋

材料:

金枪鱼 100 克,鸡蛋 300 克,西红柿 30 克,青椒 15 克

- 热量 540.6 千卡
- 糖类 3.4 克
- 蛋白质 60.6 克
- 脂肪 29.9 克
- 膳食纤维 0.7 克

调味料:

盐 1 小匙,胡椒粉、食用油各适量

做法:

❶ 将金枪鱼、青椒和西红柿洗净,切丁备用。

❷ 把鸡蛋打散,加盐和胡椒粉调味;将金枪鱼丁、青椒丁、西红柿丁和鸡蛋液拌匀。

❸ 起锅烧油,将做法 ❷ 的材料放入锅中,大火快炒后盛盘即可。

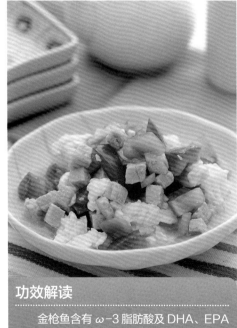

功效解读

金枪鱼含有 ω-3 脂肪酸及 DHA、EPA 等人体无法自行合成的脂肪酸,可抑制致癌物质生成。DHA 还有增强免疫力的作用。

美味海鲜类防癌食材

鲈鱼

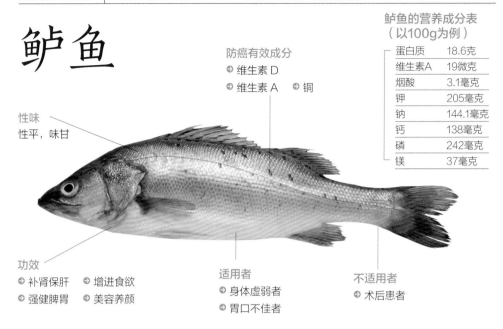

防癌有效成分
- 维生素 D
- 维生素 A　　- 铜

鲈鱼的营养成分表 （以100g为例）	
蛋白质	18.6克
维生素A	19微克
烟酸	3.1毫克
钾	205毫克
钠	144.1毫克
钙	138毫克
磷	242毫克
镁	37毫克

性味
性平，味甘

功效
- 补肾保肝　- 增进食欲
- 强健脾胃　- 美容养颜

适用者
- 身体虚弱者
- 胃口不佳者

不适用者
- 术后患者

防癌原理

1. 鲈鱼中的维生素 D 不仅可促进钙质吸收，强化牙齿及骨骼，还可增强人体的免疫系统，达到防癌功效。

2. 鲈鱼富含的维生素 A 具有抗氧化作用，能清除有害的自由基，有助于增加人体对疾病的抵抗力，可预防感冒，并有助于牙齿及骨骼的生长发育。

3. 鲈鱼血含有铜元素，有助于维持神经系统的正常运作；同时，铜可强化维生素 E 的抗氧化功能，进而有效预防癌症。

食用效果

1. 鲈鱼含有丰富的维生素 A，可维持正常视力，使眼睛能感受光线的变化，维持在黑暗中的视觉；还可以调节皮肤上皮组织的生长，保持皮肤光滑、细嫩。

2. 鲈鱼与花椰菜一起食用，可强健牙齿与骨骼，还可增进食欲、缓解精神压力。

3. 鲈鱼可与木耳一同烹煮，不仅可以补充体力，还能润泽肌肤；若与小白菜同煮，则可加速人体的新陈代谢、增强人体的造血功能。

4. 中医学认为，鲈鱼性平，味甘，具有强健脾胃、补肾保肝的功效，还可利水。对身体虚弱的人来说，鱼肉比较容易消化、吸收。胃口不好的人吃鲈鱼，可起开胃之效。

食用方法

鲈鱼的吃法众多，可蒸、炸、煎、煮汤，多用清蒸、煮汤两种吃法，也可一鱼多吃，或做生鱼片、鱼肉涮锅食用。

饮食禁忌

术后患者不要马上以鲈鱼进补，以免伤口愈合过快，产生肉芽组织。

木瓜鲈鱼汤

材料：
木瓜 450 克，鲈鱼 500 克，
生姜 4 片，火腿 100 克，
水 8 杯

- 热量 763 千卡
- 糖类 77.3 克
- 蛋白质 108.8 克
- 脂肪 4.9 克
- 膳食纤维 7.7 克

调味料：
盐、食用油各适量

做法：

1. 将鲈鱼去内脏后洗净，切段，下油锅，加入生姜片，将鲈鱼段煎至金黄色后起锅。

2. 将木瓜去皮、瓤，洗净，切块；火腿切片状。将两者加生姜片爆炒 5 分钟起锅。

3. 水入锅煮沸，加木瓜块、鲈鱼段和火腿片，煮沸后用小火炖 2 小时，加盐调味即可。

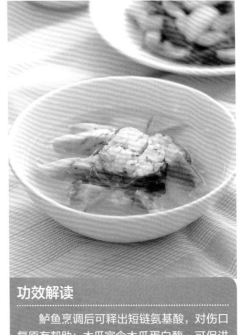

功效解读

　　鲈鱼烹调后可释出短链氨基酸，对伤口复原有帮助；木瓜富含木瓜蛋白酶，可促进肠道蠕动，预防大肠癌。

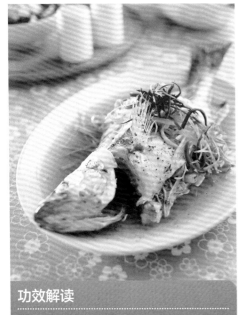

功效解读

　　鲈鱼含有维生素 A，有助于增强人体对疾病的抵抗力及抗癌能力；鲈鱼中还含有微量元素铜，可以预防宫颈癌。

清蒸鲈鱼

材料：
鲈鱼 1 小条，生姜 2 片，
葱 1 根，红辣椒 1 个

- 热量 357.4 千卡
- 糖类 4.5 克
- 蛋白质 79.7 克
- 脂肪 0.5 克
- 膳食纤维 0 克

调味料：
米酒 2 小匙，盐 1 小匙，酱油 2 小匙

做法：

1. 将鲈鱼洗净，用盐和米酒腌 5 分钟。

2. 将生姜、葱、红辣椒洗净，切丝。

3. 在鲈鱼上铺放生姜丝，淋上酱油，放入蒸锅中蒸熟。

4. 待鲈鱼蒸熟后取出，撒上葱丝及红辣椒丝即可。

美味海鲜类防癌食材

英文名：Eel　　别名：鳗鲡、白鳝　　提示：抗氧化，稳定神经系统

鳗鱼

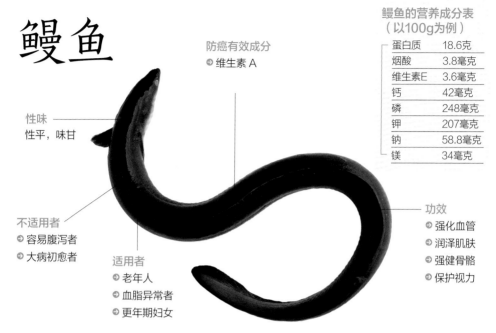

性味
性平，味甘

防癌有效成分
◆ 维生素 A

鳗鱼的营养成分表
（以100g为例）

蛋白质	18.6克
烟酸	3.8毫克
维生素E	3.6毫克
钙	42毫克
磷	248毫克
钾	207毫克
钠	58.8毫克
镁	34毫克

不适用者
◆ 容易腹泻者
◆ 大病初愈者

适用者
◆ 老年人
◆ 血脂异常者
◆ 更年期妇女

功效
◆ 强化血管
◆ 润泽肌肤
◆ 强健骨骼
◆ 保护视力

防癌原理

鳗鱼富含维生素 A，具有使黏液正常分泌的功效，可保护上皮细胞，维持皮肤、黏膜、角膜等正常运作，能强化人体第一道疾病防御线，增强人体免疫力，达到预防癌症的目的。

食用效果

❶ 鳗鱼肉含有大量胶原蛋白，可修补肌肤皱纹，增加皮肤弹性。

❷ 鳗鱼鱼油中的 DHA 可以增强神经的传递与信息接收能力，可活化脑细胞、增强记忆力。

❸ 鳗鱼鱼油中的 EPA 对脑血管梗死、心肌梗死等心脑血管疾病有一定的预防功效。

❹ 鳗鱼中的维生素 E 为强力抗氧化剂，能供给人体氧气、缓解疲劳。老年人、血脂异常者、饮食富含多元不饱和油脂的

人、更年期妇女、有心脑血管疾病倾向者，都应注意维生素 E 的补充。

❺ 鳗鱼中的蛋白质、维生素 B_2 及钙质可促进骨骼和牙齿的生长；鳗鱼中丰富的维生素 A 对视力有很好的保健功效，可增强视网膜感光力，避免因缺乏维生素 A 引起的视觉障碍。

食用方法

做鳗鱼多用炖煮的方式，可搭配中药材，如枸杞子，可滋补身体；还可将鳗鱼制成鱼丸、鱼干、鳗鱼罐头、蒲烧鳗鱼片等，鳗鱼肝可提炼鱼肝油。

饮食禁忌

❶ 鳗鱼较难消化，容易腹泻者、大病初愈者等身体太过虚弱的人，不宜多食。

❷ 鳗鱼血含有血清毒，有溶血的作用，不可生吃，以免引起过敏、中毒等现象。

咖喱酥鳗

材料：

鳗鱼 600 克，葱 1 根，生姜末适量，中筋面粉、淀粉各 30 克

- 热量 2745 千卡
- 糖类 55.2 克
- 蛋白质 89.9 克
- 脂肪 237.8 克
- 膳食纤维 3 克

调味料：

咖喱粉 7 克，五香粉 1 克，味酬、酒糟各 1/2 匙，盐 1 小匙，食用油适量

做法：

❶ 将鳗鱼洗净，切块；葱洗净，切丝。

❷ 将葱丝、生姜末和调味料加入鳗鱼块中，拌匀腌 15 分钟备用。

❸ 锅中加食用油加热，将淀粉和中筋面粉拌匀后蘸在鳗鱼表面，入锅油炸 3 分钟捞起沥油，稍冷却后，再炸 1 分钟即可。

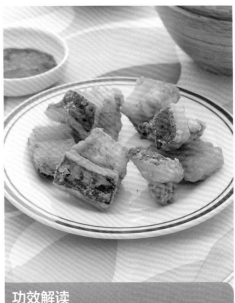

功效解读

鳗鱼富含 ω-3 脂肪酸，可减缓血管壁上自由基的生成，预防癌症；其所含的铁质能改善贫血，增强人体免疫力。

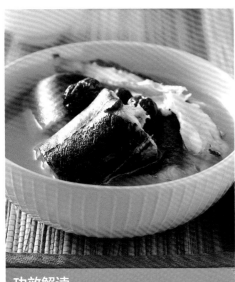

功效解读

鳗鱼中除含有可以调节胆固醇、预防血管疾病的 EPA 及 DHA 外，还含有丰富的维生素 A，能增强细胞功能、抑制致癌物质的生成。

黄芪炖鳗鱼

材料：

鳗鱼 600 克，当归 10 克，黄芪 20 克，红枣 5 颗，水 1 杯

- 热量 359 千卡
- 糖类 5.9 克
- 蛋白质 60.6 克
- 脂肪 6.9 克
- 膳食纤维 0.8 克

调味料：

米酒 7 毫升，盐 5 克

做法：

❶ 将所有材料洗净，鳗鱼切段。

❷ 将鳗鱼段、当归、黄芪、红枣、米酒和水放入电饭锅中，炖煮 40～50 分钟至鳗鱼段熟烂。

❸ 加盐调味即可。

鲑鱼

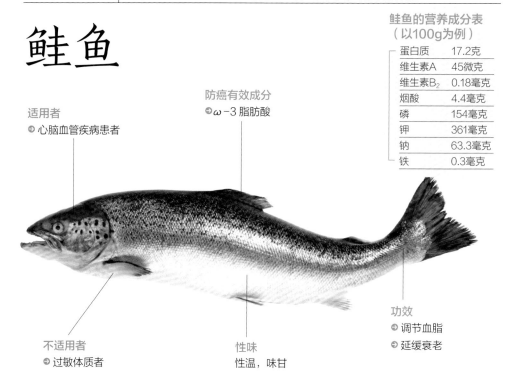

鲑鱼的营养成分表
（以100g为例）

蛋白质	17.2克
维生素A	45微克
维生素B$_2$	0.18毫克
烟酸	4.4毫克
磷	154毫克
钾	361毫克
钠	63.3毫克
铁	0.3毫克

防癌有效成分
➲ ω-3脂肪酸

适用者
➲ 心脑血管疾病患者

不适用者
➲ 过敏体质者

性味
性温，味甘

功效
➲ 调节血脂
➲ 延缓衰老

防癌原理

鲑鱼中所含的 ω-3 脂肪酸可预防脑部老化，有助于降低罹患冠状动脉疾病的风险，并能调节血压；同时有助于清除人体内的甘油三酯及多余的胆固醇，强化人体免疫功能，以降低细胞癌变的概率，达到预防癌症的效果。

食用效果

1. 鲑鱼油脂富含多元不饱和脂肪酸，如 ω-3、DHA、EPA等，可保护脑部健康、延缓脑部老化，预防阿尔茨海默病，还可调节胆固醇。

2. 研究发现，每周吃 2 次清蒸鲑鱼，经过 8 周后，可使人体内的高密度脂蛋白增加，对预防心血管疾病很有帮助。

食用方法

1. 鲑鱼的食用方法很多，可油煎、清蒸、煮汤，还可做成生鱼片或寿司，可用烟熏方式制作烟熏鲑鱼，或将鲑鱼制成罐头以便储存。鲑鱼中的 ω-3 脂肪酸含量非常丰富，若以高温烧烤或油炸方式食用，容易使其变质，比较好的食用方法是清蒸。

2. 鲑鱼很适合做生鱼片，但因鱼肉易附寄生虫，所以应经过冷冻杀菌处理后再食用。

饮食禁忌

过敏体质者不宜多食用鲑鱼，否则容易引起湿疹。

彩椒鲑鱼丁

材料:

鲑鱼 100 克，黄瓜 100 克，黄椒、青椒各 1/4 个，鸡蛋 50 克，泡发的银耳 10 克，生姜末、大蒜末、水淀粉各适量

- 热量 528 千卡
- 糖类 8.4 克
- 蛋白质 22.5 克
- 脂肪 44.9 克
- 膳食纤维 3.1 克

调味料:

盐、白糖各 5 克，淀粉、食用油各适量

做法:

1. 将鲑鱼、黄椒、青椒和黄瓜洗净，切丁；泡发的银耳切块；鸡蛋取蛋清。

2. 将鲑鱼丁加入盐、白糖及蛋清腌 10 分钟，用小火煎至 8 分熟后捞出。

3. 将大蒜末、生姜末、黄椒丁、青椒丁、黄瓜丁入锅，以水淀粉勾芡，最后放入鲑鱼丁和银耳块炒匀即可。

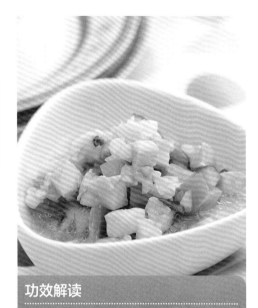

功效解读

鲑鱼中的 ω-3 脂肪酸可抑制癌细胞的生长，其所含的精氨酸能增强免疫力；此外，鲑鱼含有虾红素，与番茄红素具有同样强大的抗氧化力。

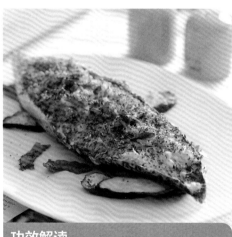

功效解读

鲑鱼含有 ω-3 脂肪酸，若长期食用，可使皮肤形成保护盾，从而预防皮肤癌；胡萝卜中的 β-胡萝卜素和番茄红素都具有超强的抗氧化作用，能有效抑制癌细胞的生长。

抗氧化 + 预防皮肤癌

香烤鲑鱼

材料:

鲑鱼片 200 克，胡萝卜片 100 克，小黄瓜片 100 克，香菜末 20 克，生姜末 10 克

- 热量 384.2 千卡
- 糖类 11.1 克
- 蛋白质 36.8 克
- 脂肪 21.4 克
- 膳食纤维 3.5 克

调味料:

橄榄油 1 小匙，黑胡椒粉 1/4 小匙，盐 1/4 小匙，柠檬汁 1 小匙

做法:

1. 将鲑鱼片洗净，与调味料拌匀，腌 20 分钟。

2. 将胡萝卜片、小黄瓜片和香菜末铺在烤盘上，放上鲑鱼片，并撒上生姜末。

3. 烤箱预热至 180℃，将做法 2 的材料烤熟即可。

美味海鲜类防癌食材

鲷鱼

防癌有效成分
- ω-3脂肪酸

性味
性平，味甘

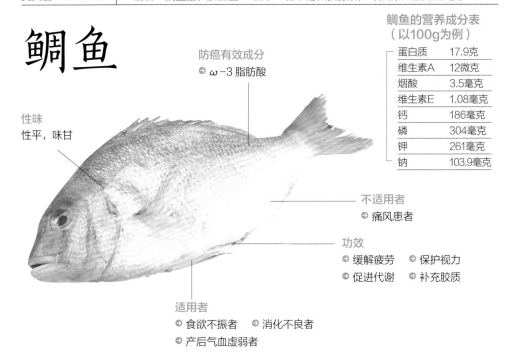

鲷鱼的营养成分表 （以100g为例）	
蛋白质	17.9克
维生素A	12微克
烟酸	3.5毫克
维生素E	1.08毫克
钙	186毫克
磷	304毫克
钾	261毫克
钠	103.9毫克

不适用者
- 痛风患者

功效
- 缓解疲劳　- 保护视力
- 促进代谢　- 补充胶质

适用者
- 食欲不振者　- 消化不良者
- 产后气血虚弱者

防癌原理

　　鲷鱼中的不饱和脂肪酸属ω-3脂肪酸，其中包含EPA及DHA。鲷鱼中的脂肪酸有助于增强免疫细胞分辨癌细胞的能力，可预防细胞发生突变，进而降低罹患癌症的概率。

食用效果

1. 鲷鱼内含有牛磺酸，有助于人体高效利用钠、钾、钙、镁等矿物质；可预防胆结石，强化肝功能，促进胆固醇排泄，使血压保持正常；另具有强心、提振精力、保护眼睛等功效。

2. 鲷鱼含有EPA，能够促进血液循环，维持人体激素及免疫系统的平衡，可有效提高脑细胞的功能，如提高控制情绪的血清素及影响睡眠的褪黑素的浓度等；正常的血液循环能使脑细胞获得充

分的养分，有助于维持脑细胞的健康。

3. 鲷鱼含有DHA，能使脑部信息交换正常而敏锐，可维持脑细胞活跃，具有提高注意力及预防脑细胞退化的作用。

4. 鲷鱼肉质细致、易消化，很适合作为老年人的营养补品。

5. 鲷鱼头含有丰富的维生素 B_2，可促进能量代谢，有效补充胶质。

食用方法

　　鲷鱼的食用方法众多，可清蒸、炸、煎、烤、煮汤、做火锅食材等。

饮食宜忌

1. 鲷鱼适合食欲不振、消化不良、产后气血虚弱的人食用。

2. 鲷鱼属高嘌呤食材，有痛风病史的患者应避免食用。

清蒸鲷鱼

材料：
鲷鱼片 200 克，葱丝、辣椒丝、生姜丝、罗勒叶各适量

- 热量 246 千卡
- 糖类 0.7 克
- 蛋白质 40.6 克
- 脂肪 7.6 克
- 膳食纤维 0 克

调味料：
盐、酱油各 1 小匙，香油、食用油各适量

做法：

❶ 将鲷鱼片洗净，抹上适量盐，用大火蒸熟后，盛出铺盘。

❷ 热锅烧油，爆香葱丝、生姜丝，把做法 ❶ 的汤汁倒进炒锅，再加入酱油及香油，用小火略煮收汁。

❸ 将做法 ❷ 的材料淋在鲷鱼上，撒上罗勒叶和辣椒丝即可。

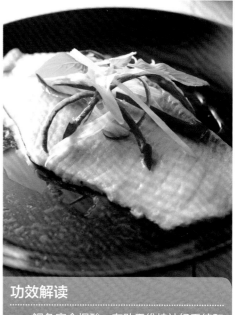

功效解读

鲷鱼富含烟酸，有助于维持神经系统和大脑功能正常；鲷鱼中的维生素 E 则为良好的抗氧化剂，可预防癌症。

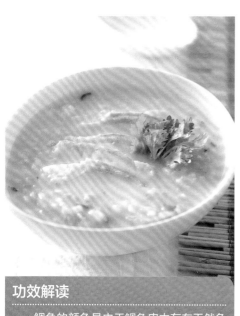

功效解读

鲷鱼的颜色是由于鲷鱼皮中存在天然色素虾红素。虾红素是一种强效抗氧化成分，具有抑制癌细胞生长的作用，可预防癌症的发生。

鱼片糙米粥

材料：
糙米 500 克，高汤 5 杯，鲷鱼片 100 克，香菜适量

- 热量 594 千卡
- 糖类 98.6 克
- 蛋白质 30 克
- 脂肪 6 克
- 膳食纤维 3.3 克

调味料：
盐 1 克

做法：

❶ 把所有材料洗净。摘下香菜叶片，洗净；糙米洗净，用清水浸泡 1 小时。

❷ 糙米放入锅中加高汤，用大火煮沸后转小火，熬煮至软烂。

❸ 加盐调匀，趁热倒入放有鲷鱼片的碗中，鱼片烫至熟软后，放入香菜叶即可。

蒜苗炒鲷鱼

材料:

蒜苗 150 克,鲷鱼 300 克,红辣椒片 10 克,生姜丝 10 克,蒜末 5 克

- 热量 481.9 千卡
- 糖类 38.8 克
- 蛋白质 58.1 克
- 脂肪 8.5 克
- 膳食纤维 3.1 克

调味料:

盐 1/2 小匙,白糖 1/2 小匙,乌醋 1/2 大匙,酱油 1 小匙,米酒 1 大匙,食用油适量

做法:

1. 将鲷鱼洗净,切小片备用;将蒜苗洗净,切段,蒜白与蒜尾分开,洗净备用。

2. 热锅,倒入 2 大匙油,放入蒜末、生姜丝爆香。

3. 放入红辣椒片、蒜白炒香,再加入鲷鱼片炒约 1 分钟;加入其余调味料、蒜尾炒匀。

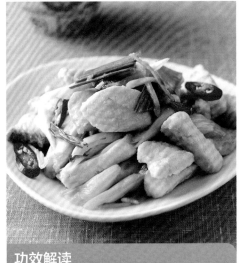

功效解读

鲷鱼中的脂肪酸有助于增强免疫细胞分辨癌细胞的能力,可预防细胞发生突变,进而降低罹患癌症的概率;蒜苗有调节血脂和预防动脉硬化的功效,可预防血栓形成,能保护肝脏、预防癌症。

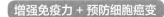

柠檬西柚鲷鱼

材料:

鲷鱼片 200 克,奶酪丝 50 克,红甜椒末适量,香菜适量

- 热量 413.2 千卡
- 糖类 15.1 克
- 蛋白质 49.8 克
- 脂肪 17.1 克
- 膳食纤维 0.2 克

调味料:

柠檬汁 10 毫升,柠檬片 3 片,西柚汁 20 毫升,面粉 1/2 大匙,食用油适量

做法:

1. 将柠檬汁、西柚汁、面粉拌匀成面糊,放入洗净的鲷鱼片蘸裹均匀。

2. 热油锅,将鲷鱼片放入油锅,以小火煎熟后起锅,装入烤盘中,放上奶酪丝。以上火 250℃、下火 150℃烤约 2 分钟。

3. 装盘时,可在盘子上铺上柠檬片,放上鲷鱼后撒上红甜椒末和香菜装饰即可。

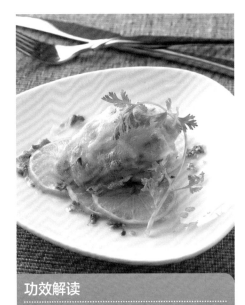

功效解读

鲷鱼内含有牛磺酸,有助于人体高效利用钠、钾、钙、镁等矿物质,可有效调节胆固醇;柠檬和西柚中都含有丰富的维生素 C,能有效增强免疫力,预防细胞癌变。

第十章
防癌饮品

饮食防癌还可从日常解渴饮品着手，包括红酒、茶等，皆具有不同的防癌功效。

研究指出，茶叶含有丰富的多酚类物质，具有抗氧化能力，可清除人体内的自由基，还能抑制癌细胞的生长，进而达到一定的防癌效果。

研究发现，适量饮用红酒具有防癌的功效，因红酒含有抗癌活性的白藜芦醇。白藜芦醇可防止细胞癌变、抑制恶性肿瘤生长，还具有预防冠心病、预防高脂血症、抗血栓、抗氧化、清除自由基、抗炎症和抗过敏等作用。

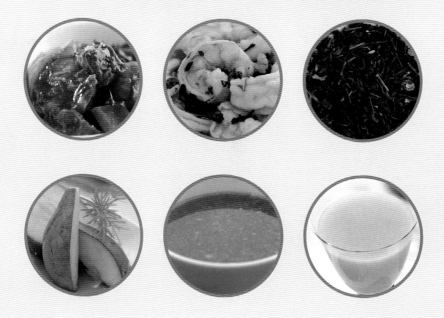

红酒

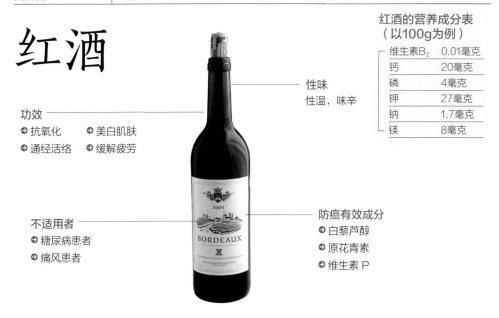

性味
性温，味辛

功效
- 抗氧化　　- 美白肌肤
- 通经活络　- 缓解疲劳

不适用者
- 糖尿病患者
- 痛风患者

防癌有效成分
- 白藜芦醇
- 原花青素
- 维生素 P

红酒的营养成分表（以100g为例）	
维生素B$_2$	0.01毫克
钙	20毫克
磷	4毫克
钾	27毫克
钠	1.7毫克
镁	8毫克

防癌原理

1. 红酒中的白藜芦醇，又叫葡萄红醇，以红葡萄果皮的含量较高，是一种强力抗氧化剂，具有抗凝血、抗炎及舒张血管等功效，可抗衰老、预防心脏病和抑制肿瘤生长。

2. 红酒中的原花青素有强化毛细血管、预防牙龈出血的功效，具有抗氧化作用，能延缓衰老、预防癌症。

3. 红酒中的维生素 P 可预防细胞内致癌物质的破坏性变化，可有效抑制癌细胞生长。

食用效果

1. 年长者血液循环不佳，腿部的动脉血管会逐渐硬化，容易影响脚踝、足部的血液循环，导致腿部疼痛、有烧灼感、手脚冰凉和皮肤变色等。适当饮用红酒，能改善这些状况。

2. 红酒有舒缓痛经的作用，气滞血瘀型痛经患者可适量饮用红酒，能疏通经络、扩张血管、松弛平滑肌。

3. 红酒中的抗氧化物，如多酚类及鞣酸，具有舒缓压力、稳定情绪、缓解疲劳、改善肤质等功效。

饮用选购

1. 红酒可单饮，也可入菜。

2. 选购红酒时，需注意酒瓶上的标识，应明确标识产地来源，可检验营业执照；红酒中的酒精含量以10%～16%为宜。

饮食宜忌

1. 饮用红酒要适量。男性一天的饮用量最好在 150 毫升以内，女性一天的饮用量最好在 100 毫升以内，可与正餐一起饮用，还可在睡前 30 分钟饮用。避免临睡饮用，以免身体平躺时胃酸反流，造成不适。

2. 痛风患者、糖尿病患者不建议饮用红酒。

红酒烩梨

材料：

西洋梨 400 克，红酒 300 毫升，莳萝适量

- 热量 605.3 千卡
- 糖类 96.8 克
- 蛋白质 1.3 克
- 脂肪 1 克
- 膳食纤维 9.9 克

调味料：

白糖 30 克，肉桂豆蔻粉适量，蜂蜜 1 小匙

做法：

❶ 将西洋梨洗净，对切并用牙签戳洞。

❷ 将红酒、西洋梨放入锅中（红酒要完全淹过西洋梨），煮至酒精蒸发完为止。

❸ 加白糖并转小火，再加适量肉桂豆蔻粉后盖上锅盖，煮半小时后起锅摆盘，最后淋上蜂蜜，放上莳萝作为装饰即可。

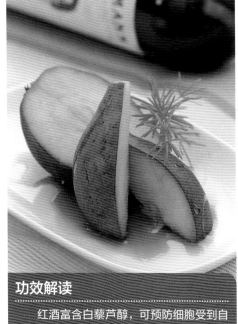

功效解读

红酒富含白藜芦醇，可预防细胞受到自由基的攻击。有研究发现，红酒有预防前列腺癌或乳腺癌的效果。

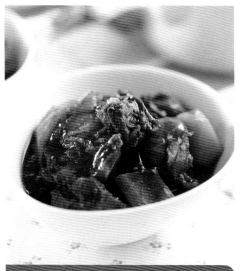

功效解读

红酒含有白藜芦醇、类黄酮及多酚类植化素，它们都是强抗氧化剂，有助于抗肺癌；洋葱含有硒，能加速过氧化物的分解，可抑制癌细胞的生成。

抗氧化 + 预防癌症

红酒牛肉

材料：

红酒 50 毫升，高汤 50 毫升，牛肉块 200 克，西红柿 100 克，洋葱 180 克，土豆块适量

- 热量 654.9 千卡
- 糖类 51.4 克
- 蛋白质 45 克
- 脂肪 29.9 克
- 膳食纤维 3.47 克

调味料：

盐 3 克，橄榄油、酱油各 1 大匙

做法：

❶ 将西红柿洗净，切块；洋葱洗净，切丝备用。

❷ 热锅烧油，炒香洋葱丝、西红柿块，放入牛肉块炒至 7 分熟。

❸ 放入红酒、高汤、土豆块和剩余调味料煮沸，转小火续煮至熟即可。

防癌饮品

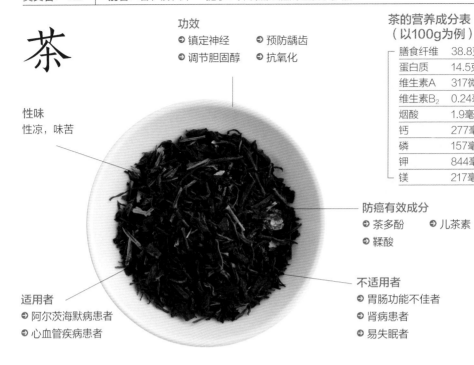

茶

功效
- 镇定神经
- 调节胆固醇
- 预防龋齿
- 抗氧化

茶的营养成分表
（以100g为例）

膳食纤维	38.8克
蛋白质	14.5克
维生素A	317微克
维生素B_2	0.24毫克
烟酸	1.9毫克
钙	277毫克
磷	157毫克
钾	844毫克
镁	217毫克

性味
性凉，味苦

防癌有效成分
- 茶多酚
- 儿茶素
- 鞣酸

不适用者
- 胃肠功能不佳者
- 肾病患者
- 易失眠者

适用者
- 阿尔茨海默病患者
- 心血管疾病患者

防癌原理

1. 茶中的茶多酚可抑制癌细胞生长，还可抑制血管生成因子，使肿瘤无法进行新生血管过程；茶中的茶多酚可减少亚硝酸盐与氨基酸结合，减少致癌物亚硝胺的生成；茶多酚还具有强力的抗氧化作用，与茶中的维生素C、维生素E结合，增强抗氧化效果，有助于清除对人体细胞及组织有害的自由基。

2. 茶类饮品中，以绿茶防癌效果最佳，因其中富含多酚类的儿茶素，会直接影响生长速度过快的细胞。实验发现，茶中的儿茶素可抑制癌细胞的生长。

3. 茶含有鞣酸，是强力抗氧化剂，能增强人体细胞中抗氧化酶的活性，抑制细胞癌变，并抑制致癌物的生成及肿瘤生长。

食用效果

1. 茶中的茶多酚经由神经递质作用而改善神经传递，有助于增强记忆力，改善阿尔茨海默病。

2. 茶中的绿茶多酚可降低血液黏稠度，调节胆固醇，促进血液循环，改善微血管循环系统，有助于预防心血管疾病。

3. 中医认为，茶性凉，味苦，有祛逐五脏之邪气、镇定神经、强壮精神、抗衰老之效。

4. 茶能预防龋齿。因茶含氟，茶中的多酚化合物具有强烈的杀菌作用，与氟结合后，具有预防龋齿的功效。

食用方法

茶大都冲泡饮用，还可将茶入菜或制成茶点，别有风味。

① 中医学认为，绿茶属寒性饮品，易使生理期、怀孕期、临产前、产后哺乳期、更年期的女性气血凝滞，应注意饮用量。

② 肾脏、心脏、胃肠功能不佳或气血虚弱的人，不宜多饮用或饮用过浓的茶。

③ 绿茶中的生物碱成分对痛风患者有影响，所以痛风患者最好饮用淡一点的绿茶。

④ 绿茶含有咖啡因，使人不易入睡，有睡眠困扰者不宜睡前饮用，胃食管反流患者亦要控制饮用量。

⑤ 隔夜茶因易释出过多的单宁，会伤害胃肠，不宜饮用。

抑制癌细胞生长 + 预防心血管疾病

茶香糖醋虾

材料:
茶叶 10 克，虾 250 克

调味料:
米酒、醋各 3 小匙，白糖、玉米粉各 1 小匙，香油 1 匙、食用油、盐各适量

● 热量 333.4 千卡
● 糖类 9.7 克
● 蛋白质 55 克
● 脂肪 6.7 克
● 膳食纤维 0 克

做法:
① 将茶叶洗净，放入清水，加适量盐泡一下，捞出沥干水分备用。

② 将虾剥壳、去肠泥后洗净，沥干水分备用。

③ 热锅烧油，将虾炒至变成红色，加盐、白糖、米酒、醋和茶叶翻炒，玉米粉加水调匀后加入，最后淋上香油即可。

功效解读

茶中所含的抗氧化物多为鞣酸、多酚类，可抑制癌细胞的生长，进而防癌；茶具强心、稳定血脂之效，还能预防心血管疾病。

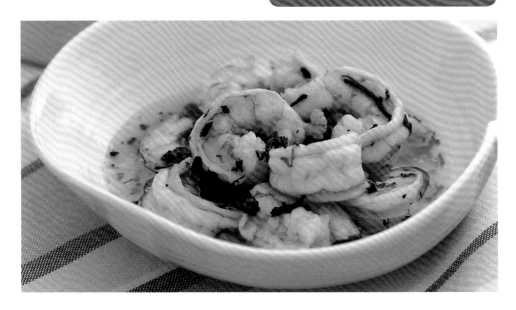

防癌饮品

西红柿绿茶汤

材料：
西红柿 150 克，绿茶 2 克，
开水 2 杯

● 热量 39 千卡
● 糖类 8.3 克
● 蛋白质 1.4 克
● 脂肪 0.3 克
● 膳食纤维 1.8 克

调味料：
盐适量

做法：

❶ 将西红柿洗净，用开水烫过去皮，再将之
捣碎。

❷ 在绿茶中加入碎西红柿，混匀后置于汤锅内。

❸ 加入开水，煮开后加盐调味即可。

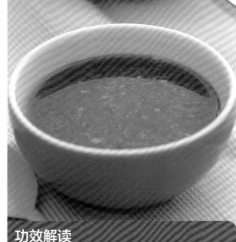

功效解读

　　研究发现，绿茶含有没食子儿茶素、没
食子酸酯（EGCG）等多酚类。这些特殊成
分有抑制肝癌细胞生长、加强肝脏解毒功能
的功效，可诱导癌细胞凋亡；绿茶中还含有
丰富的维生素 C，能有效清除自由基，降低
致癌因子对人体的伤害。

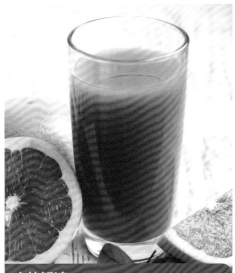

功效解读

　　茶中的儿茶素和维生素 E 能阻止血管内
脂肪的堆积，儿茶素可有效抑制癌细胞的生
长；葡萄柚中的生物类黄酮也有助于致癌物
质排出体外。

葡萄柚绿茶

材料：
绿茶粉 45 克，冷开水 200
毫升，葡萄柚 100 克

● 热量 80.9 千卡
● 糖类 18.3 克
● 蛋白质 1.2 克
● 脂肪 0.3 克
● 膳食纤维 1.2 克

调味料：
蜂蜜 2 小匙

做法：

❶ 将葡萄柚洗净，去皮、籽，榨汁。

❷ 将绿茶粉以冷开水调开。

❸ 将绿茶和葡萄柚汁倒入杯中，拌匀。

❹ 加蜂蜜调味即可。

附录 关于防癌抗癌的9个问答

Q₁

什么是癌症？

A: 癌症是人体细胞不断变异，进而对人体造成伤害的疾病。

癌症就像是一个疯狂杀手，能快速夺走一个健康人的生命。癌症究竟是一种什么样的疾病呢？

癌症是一种基因疾病

人体构造非常精密，细胞生长的大小和顺序、组织器官的排列都有一定规范；各器官间的功能配合有一定的规则；一个细胞什么时候该出生，生长到什么时候该停止，分化到什么时候算成熟，也都有一定的限制。这种细胞和组织生长分化所遵循的固定程序，称为生长法则。

人体细胞的生长发育受到严密的控制，控制运作的源头就是细胞核中染色体上的基因。有些基因负责控制细胞的生长，也有些基因控制细胞的生长、分化和凋亡。癌症就是这些控制细胞生长、分化或凋亡的基因发生改变所引起的。因此，癌症就是一种基因疾病。

换句话说，控制细胞生长周期的基因产生了突变，使得细胞的生长发育失控，结果形成癌症。

癌症是如何形成的？

人体内普遍存在因基因突变造成的变异细胞，但人体免疫机制能自动辨识并排除变异细胞。然而，这种能力有限，如果人体持续受到致癌物质的侵袭，致癌物质对人体正常基因造成巨大影响，免疫机制不再有能力排除变异细胞，将导致变异细胞不断累积，进而形成癌症。

正常细胞 VS 变异细胞

分类　　　　细胞	正常细胞	变异细胞
生长速度	慢	快
寿命	有限	无限
侵略性	无	有
转移能力	无	有
与其他细胞的接触抑制	与其他细胞互相协调	独立生长，不受控制

癌症会传染吗？

A： 癌症不会传染，但癌症患者因免疫力降低而易被感染。

提出这个问题的人，大多数是癌症患者的家属，他们认为癌症和传染病一样是会传染的，害怕患者将癌症传染给他们。

隔离是怕患者受感染

癌症患者本来就有免疫力低下的问题，而在进行化学治疗或放射治疗后，因白细胞数目过低等，有时会出现细菌感染的情形。为了保护患者，通常会做隔离措施，患者和家属都必须戴上口罩，以及勤洗手等，目的是保护患者免于被感染，并非害怕癌细胞传染给正常人。

为何一家人都患癌？

如果癌症不会传染，为何有些家族罹患癌症的比例特别高？

有数据显示，就目前可知的某些特定癌症，如乳腺癌、直肠癌等，患者亲属相比于正常族群有较高的患癌率。简单地说，是因为某些家族基因的缺陷，使得他们天生拥有部分有缺陷的基因，以致更容易罹患癌症。

癌症是控制细胞生长与发育的基因受到伤害所致，其中有些基因（原癌基因）的变化会引发癌症，或是可抑制癌症发生的基因（抑癌基因）发生改变而引发癌症。

原癌基因活化后，细胞内信息传递的路径发生改变，造成细胞生长调控的功能失调，进而诱发癌症。

抑癌基因原本有保卫人体的功能，一旦发生突变，抑制癌细胞生成的防卫系统就会被破坏，保卫人体的功能也就失去了应有的作用，进而罹患癌症。

为何会得癌症？

目前，癌症的成因仍旧是科学家急欲探索、研究的重要课题。现阶段，癌症的成因主要可归纳为家族性遗传（该类型占 10% ~ 20%）、后天的致癌环境，包括吸烟、环境污染、不良饮食习惯等，其中又以不良饮食习惯的影响最为明显。

如何降低患癌的风险？

除了强健身体，保持健康以维持免疫力，也要避免暴露在高致癌风险下。例如，想避免罹患肺癌，应避免吸烟，包括吸二手烟。嚼食槟榔的人是患口腔癌、鼻咽癌或食管癌的高危人群，最好尽快戒掉。

饮食方面也应特别注意。研究发现，饮食中不仅有可以致癌的物质，也有可以抑制癌细胞生成的物质，吃对食物对防癌有积极作用。

Q3

癌症会遗传吗？

A：不一定，只有少数癌症遗传下来的异常基因可以致癌。

我们经常可以看到癌症聚集在同一个家族的现象，但是癌症不一定经由遗传产生，因为癌症的成因复杂，不是单一的先天因素与后天环境作用即可解释清楚的。

但癌症的发生确实与基因遗传密切相关，因为生殖细胞上的基因突变会经由上一代遗传至下一代，使其后代罹患癌症的概率远高于一般人。

乳腺癌患者的后代患癌率高

某些类型的癌症受基因遗传的影响比较大，如乳腺癌。若母亲有乳腺癌，其所生的女儿罹患乳腺癌的概率为一般人的2～3倍，属于乳腺癌的高危人群。

虽然有些癌症基因会传给下一代，但因每种癌症发生基因变异的概率及染色体自体显性或隐性遗传特质的差异，产生的遗传倾向也各有不同。

因此，医生建议，如果家族中只有1人得癌症，不必过度焦虑。但若有2～3个人患癌，而且是同一种癌症，就要怀疑是否与基因有关系。例如，家族中有很多人罹患直肠癌、乳腺癌、前列腺癌等，则要留意自身的变化。

不过，近年发现的癌症患者因遗传造成的患癌比例并不高。后天人体细胞基因变异及环境因子的双重影响才是罹患癌症的主要原因。

癌症和家族遗传的关系

同一家族经常会罹患相同的癌症，或某些家族特别容易患癌，确实说明了癌症和遗传的相关性，但是也有以下观念需要厘清。

（1）特定癌症的遗传特性较为明显，如视网膜母细胞瘤、神经纤维瘤等几乎都会引发相关癌症。有些癌症是有遗传倾向的，如乳腺癌及大肠癌等。

（2）遗传只是罹患癌症的因素之一，因为癌症的发生通常是多个基因突变累积的结果。

（3）家族习性相似。同一个家族的人往往因为居住地、生活方式皆相近，所以经常接触类似的致癌物质。

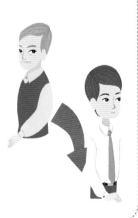

遗传因素决定了遗传下来的突变基因的量或程度，加上后天致癌物质继续累积使基因突变，才会形成癌症。

长息肉是不是就是得癌症？

A：不一定，但发现息肉后应尽快就医检查。

息肉不是癌症，但如果对息肉置之不理，会逐渐演变成癌症。什么是息肉？息肉就是从生物体上黏膜细胞层增生而产生向外突出的组织赘生物。息肉可能生长在人体的任何部位，但大多数生长在表皮或内腔，如鼻子、消化道。整个胃肠道从食管至直肠，都有可能出现息肉。

如何判断息肉癌变的概率？

目前，在胃肠道的息肉中，大肠息肉的癌变概率最高，大肠息肉演变成癌症的研究也最为完整。

研究数据显示，大肠腺瘤性息肉癌变的概率与息肉的大小及形状有关，息肉大于1厘米者，可能产生癌变的概率大于10%；绒毛状腺瘤性息肉癌变的概率较管绒毛腺瘤性息肉及管状腺瘤性息肉癌变的概率大。

有家族病史者更要留心息肉的变化

从家族遗传也可进行判断，一般腺瘤性息肉癌变的概率为5%～10%，但有家族性大肠息肉症家族病史的患者，发生癌变的可能性高达100%，而且患者的子女约有一半可能遗传到此种病症。

长息肉怎么办？

息肉大多数为良性肿瘤，临床上的治疗多半选择直接切除，以降低日后癌变的概率。但息肉并非切除后就一劳永逸，仍会有复发的可能，因此患者仍要接受定期检查，并维持健康的生活作息方式和习惯。

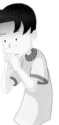

常见的息肉及其症状

大肠息肉	好发于40岁以后。若不通过仪器检测，大肠息肉很难被发现，仅会有腹泻、便秘、便血等症状，因此一般不易被人察觉。大肠息肉被认为是大肠癌的前身，最好的检测方式是通过大肠镜检查
鼻息肉	常见于过敏性鼻炎患者。鼻息肉可能会阻塞气流进出鼻腔，导致呼吸不顺，进而有头痛、平衡不佳等问题
宫颈息肉	多见于已婚或自然分娩的妇女，是慢性宫颈炎的一种表现。若息肉体积小，通常无外在症状，需要通过检查才能发现；若息肉体积较大，则可能会在白带中出现血丝，或在性行为、排便后阴道有出血的现象
胆囊息肉	较常见于肥胖者或高脂血症患者身上，与个人体质和饮食习惯有关。大部分的胆囊息肉无特殊症状，除非有结石或息肉脱落而引起腹痛，才会被察觉

听说胖的人容易得癌症?

A: 肥胖可能会引起内分泌及激素失调。

肥胖与饮食及生活习惯息息相关,过度肥胖者,身体的机能会受到影响,致使罹患慢性病与癌症的概率增高。

肥胖易引起内分泌失调

过度肥胖确实容易引起内分泌及激素失调,进而诱发癌症的发生或加速癌症的恶化。若能将体重控制好,即能有效降低癌症的罹患率。

美国医学调查指出,体重超过理想体重的40%,会增加罹患宫颈癌、胃癌、胆囊癌、直肠癌、肾癌及乳腺癌的概率。因此,除保持正常规律的生活作息外,还要特别注意体重的管理。

摄入过多脂肪易诱发癌症

近期医学研究指出,控制脂肪与蛋白质的摄入可减少人体内致癌物的产生,脂肪摄入过多,则会增加肠道内的致癌物质。

以乳腺癌为例,肥胖及摄入过多脂肪,

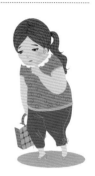

会增加乳房的脂肪组织雌激素受体,这将大大增加诱发乳腺癌的概率;摄入过多脂肪,也会增加肠道内胆酸的分泌。胆酸在肠道细菌的作用下会形成催化肿瘤生长的代谢物,加速直肠癌的形成。

如何衡量是否肥胖?

1 BMI(身体质量指数)值

鉴于个人身高与体形的差异,衡量胖瘦目前多以 BMI 值作为依据,这样较为客观。

BMI值 = 体重(kg)÷ [身高(m)]^2

2 体脂率

测量人体成分中脂肪与体重的百分比,外形瘦小者未必体脂率低,需用仪器才可测得。

BMI 值和肥胖指数

BMI 值(中国参考标准)	肥胖指数
小于 18.5	过轻
18.5 ~ 23.9	正常
24.0 ~ 26.9	过重
27.0 ~ 29.9	一度肥胖
30.0 ~ 35.0	二度肥胖
大于 35.0	三度肥胖

癌症可以治愈吗?

A： 可以！早期发现、早期治疗，效果最佳。

大多数癌症医学专家都同意这样的说法：多数癌症在早期都有机会治愈。

其实，绝大多数癌症跟我们常见的高血压、心脏病、糖尿病一样，都属于慢性病，即使无法根治，也可以得到适当的控制。如果防治得当，早发现、早治疗，癌症其实是可以治愈的疾病。

治疗癌症的关键 5 年

癌症一般可分成 4 期：第 1 期，癌细胞仍局限于单一部位；第 2 期及第 3 期时，癌细胞开始侵犯周围的组织、器官或淋巴结；当癌细胞开始借由血液、淋巴转移至人体各处时，癌症已进入第 4 期。

将癌症分期，主要是为了通过病症分期，使医生知道患者疾病的控制率及死亡率，并且以此作为选择治疗方式的依据。

在保障患者生活质量的前提下，如何在手术、放射治疗、化学治疗中作出最好的选择，都需要和主治医生充分沟通，才能作出最好的决定。目前，治疗癌症时使用合并治疗及多专科团队已是大势所趋，千万不要有先入为主的观念，以免错失治疗时机。

即使是晚期癌症，也不代表没有治愈的希望。癌症的复发率在接受治疗后的前几年最高，一般等过了 5 年追踪期，才可以说癌症治好了。不过，也有些癌症可能会在治疗 5 年后复发，因此定期追踪回诊，才是监测癌症复发、及早治疗的最好方法。

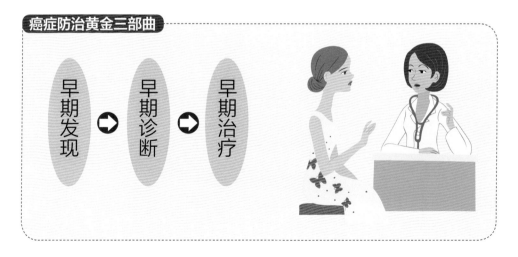

癌症防治黄金三部曲

早期发现 ➡ 早期诊断 ➡ 早期治疗

我怎么知道自己得了癌症?

A: 随时自我检查，并接受早期筛检（如乳腺癌、宫颈癌、大肠癌筛检）。

癌症初期有很高的治愈率，早期诊断、早期治疗可以得到良好的治疗效果。

随时自我检查

在下列这些生活细节中，常可发现早期癌症的征兆，要多注意。

❶ 每天洗脸时，注意皮肤上的痣有没有变大，有无溃疡或疼痛，脖子上有无肿大的淋巴结。

❷ 每天刷牙时，注意口腔内黏膜有无白斑、硬块，舌头上有无肿块或溃疡，舌头动作是否流畅。

❸ 早晨清喉咙、吐痰时，注意痰的颜色，看痰中有无血丝。

❹ 检查粪便，有无血丝或变细。

❺ 观察尿液颜色有无改变。

❻ 女性在性行为后或停经后，注意阴道是否有出血现象。

❼ 洗澡时，注意身上有无异常肿块。

❽ 女性在月经后一星期要自行检查乳房，注意乳头有无出血，乳房有无肿块。

❾ 注意声音有无改变，有无沙哑。

❿ 注意是否有不明原因的单侧耳鸣或听力改变，是否有流鼻血的情况发生。

癌症的自我诊断随时都可做，请参考下方表格，随时关注自身健康。

自查！防癌诊断，随时都可以做！

检查时机		自我检查项目
❶ 刷牙、洗脸时		□ 脸上痣的变化、有无溃疡？ □ 脖子上有无肿大的淋巴结？ □ 口腔有无白斑、硬块？痰中有无血丝？ □ 舌头上有无肿块或溃疡？舌头活动是否流畅？
❷ 上厕所时		□ 粪便中有无血丝或粪便是否变细？ □ 小便时，尿液颜色有无改变？ □ 性行为后或停经后，阴道是否有出血现象？
❸ 洗澡时		□ 全身上下有无异常肿块？ □ 月经后一星期要自行检查乳房，注意乳头有无出血、乳房有无肿块。
❹ 日常生活		□ 声音有无改变或沙哑？ □ 是否有不明原因的单侧耳鸣或听力改变？ □ 是否有时会有不明原因的流鼻血症状？

癌症也有高危人群吗?

A: 基因、环境、饮食、生活习惯都会造就癌症高危人群。

下面叙述的是几种癌症高危人群。

1. 有家族遗传史的人群

即家族成员中有癌症患者。若家族中有女性罹患乳腺癌,其近亲或姐妹得乳腺癌的概率也会提高。家中一人已得癌症,与遗传有密切关系的兄弟、姐妹或其他亲属,得癌症的可能性也会增加。

2. 常接触致癌物的人群

长期接触高污染源,如辐射、重金属等,或其他工业废料等行业的人,都是患癌高危人群。

从事镍化物、煤焦油化合物、铬酸盐等方面工作的人或开采放射性矿物的工人,罹患肺癌的概率偏高;长期接触辐射的人,罹患白血病的概率是一般人的 9 倍;长期接触苯胺染料的人,罹患膀胱癌的概率较高。

3. 嗜好烟酒及槟榔的人群

喜欢刺激性食物,如喜欢嚼槟榔、吸烟、喝酒的人,患肺癌、肝癌、食管癌、口腔癌及膀胱癌的概率较高。

4. 常吃腌制及烧烤食物的人群

以腌制、烟熏、碳烤等方式处理的食物,都含有容易致癌的物质,平常应尽量少吃。

5. 过早有性行为的人群

过早或有不当性行为的人群,尤其是有多位性伴侣的人,容易诱发宫颈癌。

6. 过度暴晒人群

以白种人为例,因皮肤中的黑色素较少,对阳光中紫外线的抵抗力较弱,若过度暴晒,会比其他有色人种更易患皮肤癌。

癌症的高危人群

1. 有家族遗传病史的人群

2. 常接触致癌物的人群

3. 嗜好烟酒及槟榔的人群

4. 常吃腌制及烧烤食物的人群

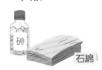

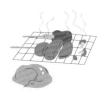

5. 过早有性行为的人群　　6. 过度暴晒人群

Q₉

听说吃素的人不容易得癌症?

A： 蛋奶素食较好，饮食中的致癌物少，不易罹患癌症。

若素食者都食用天然、未加工过的五谷及豆类制品，并且能做到饮食均衡、多元化，有效发挥植物性食物高纤低脂的特性，确实会比爱吃动物性食物的人更健康。

蛋奶素食者营养较均衡

多吃蔬果能降低癌症的罹患率，这是因为蔬果中丰富的植物性化学成分可以降低许多患癌风险；且蔬果的热量较低，容易使人有饱腹感，有助于控制体重，减少心血管疾病及癌症的发生。饮食中的高纤可以降低罹患结肠癌及直肠癌的概率；蔬果中所含的维生素 C 有助于阻止致癌物亚硝胺的形成。

根据专家的建议，最好选择蛋奶素食。因奶类含有丰富的钙质，而蛋黄含有铁质、B 族维生素及卵磷脂，可补充全素者缺乏的营养成分，让饮食更均衡。

避免食用过度加工的豆类制品

饮食中，选择新鲜的坚果、豆类或五谷杂粮类食物，如腰果、芝麻、黄豆、红豆、绿豆等，有助于增加营养成分的摄取。同时，要避免食用过度加工的豆类制品，如油炸豆皮、豆泡，因为这些加工制品不但油脂含量高，盐分也很高，相对地，也会对人体造成一定的负担。

其实不管是荤食还是素食，能够达到饮食均衡才是最重要的。荤食不一定对身体不好，但素食者若不注意营养成分的均衡摄取，容易出现免疫力下降的状况，如此一来，反而违背了为健康而吃素的本意，得不偿失。

癌症患者不宜只吃素?

在接受癌症的治疗，如手术、放射治疗或化疗的过程中，患者不宜只吃素食，尤其是全素的生机饮食。

因为生机饮食惯用的食材普遍缺乏蛋白质，但接受癌症治疗的患者对蛋白质的需求比一般人更高，应尽量避免摄取过于单一的食材。

素食中除豆类含有丰富的蛋白质外，其他食物中蛋白质的含量均较少，而且营养价值较低，不易被人体消化、吸收和利用。而鱼、肉等荤食中，含有非常丰富的优质蛋白质和能调节血脂的不饱和脂肪酸、维生素、微量元素，能满足人体生长发育和代谢的需要。

除新鲜蔬果外，还需辅以豆类、坚果类，再搭配适量新鲜的鱼类、肉类，才是均衡健康的饮食。

189

美食菜谱 / 中医理疗

阅读图文之美 / 优享健康生活